PETIT ATLAS
D'ANATOMIE

Du même auteur, chez le même éditeur

- **Anatomie opératoire en gynécologie-obstétrique**

- **Atlas d'anatomie, 24 planches** (reliure spirale avec chevalet)

- **Dictionnaire atlas d'anatomie** (en 3 volumes)
  Prix de l'Académie de médecine 1984
  Caducée d'or 1985 du Festival international du film et du livre médical
  Prix Georges Pompidou 1986

- **Planches murales d'anatomie** (50 x 70 cm)

- **Collection « Anatomie », introduction à la clinique :**
  1. Anatomie générale
  2. Ostéologie des membres
  3. Myologie des membres
  4. Arthrologie des membres
  5. Vaisseaux des membres
  6. Nerfs des membres
  7. Petit bassin et périnée
  tome 1 : rectum et organes uro-génitaux
  tome 2 : organes génitaux
  8. Abdomen
  tome 1 : paroi et appareil digestif
  tome 2 : appareil digestif et rein
  9. La tête osseuse
  articulation temporo-mandibulaire et dents
  10. Tête et cou
  tome 1 : muscles, vaisseaux, nerfs et viscères
  tome 2 : nerfs crâniens et organes des sens
  11. Dos et thorax

- **En collaboration avec J.-P. Chansigaud, J.-P. Richer et M. Scepi :**
  100 QCM corrigés d'anatomie (1er cycle)
  Volume 1 : Anatomie générale
  Volume 2 : Membre supérieur
  Volume 3 : Membre inférieur
  Volume 4 : Tête osseuse, dents

PETIT ATLAS
D'ANATOMIE

P. KAMINA

Professeur d'anatomie
Gynécologue-obstétricien des Hôpitaux
Université de Poitiers

68 planches en couleurs

MALOINE
27, RUE DE L'ÉCOLE DE MEDECINE - 75006 PARIS
1999

Illustrations

Conception : Pierre Kamina

Illustrateur : Anne-Marie Laurent

Tous droits de traduction, de reproduction et d'adaptation réservés pour tous pays,
y compris la Suède et la Norvège.

Toute reproduction, même partielle, de cet ouvrage est interdite.
Une copie ou reproduction, par quelque procédé que ce soit, photographie, microfilm,
bande magnétique, disque ou autre, constitue une contrefaçon passible de peines prévues
par la loi du 11 mars 1957 sur la protection des droits d'auteurs.

© Éditions Maloine, 1999
Dépôt légal : octobre 1999 - ISBN : 2-224-02596-3
Imprimé en France

AVANT-PROPOS

La connaissance du corps humain répond à une quête constante de l'homme, qui souhaite matérialiser tous les symptômes qu'il perçoit. Le développement de l'imagerie médicale s'inscrit aussi dans cette démarche intellectuelle.

En pratique médicale, sans une pensée imprégnée d'images anatomiques, le corps examiné ou exploré serait un « non-lieu » pour le médecin. De plus, le dialogue entre le médecin et son patient serait difficile, voire impossible.

Cet atlas d'anatomie de 146 figures en couleurs du corps entier et en morceaux, permet d'appréhender et de mémoriser plus facilement ses structures essentielles. D'un coup d'œil, le lecteur embrasse une région ou un organe, comprend les rapports des structures, et saisit l'élément qu'il cherchait, grâce à un index riche.

Ce livre, compagnon des révisions rapides, est né du succès des planches murales, déjà publiées. Il se veut un outil pédagogique pratique et maniable. Certaines figures ont été remaniées. Les légendes augmentées sont conformes à la Nomenclature Internationale (Nomina Anatomica 6e édition) francisée du Collège Médical Français des Professeurs d'Anatomie.

Notre objectif sera pleinement atteint si cet atlas, feuilleté par le lecteur, contribue à l'éveil de sa découverte du corps humain, suivant en cela le précepte de François Rabelais :

« Par fréquentes anatomies,
acquiers-toi la parfaite connaissance
de l'autre monde qui est l'Homme »

ABRÉVIATIONS

a. :   artère
aa. :   artères
art. : articulation(s)
lig. : ligament(s)
m. :   muscle
mm. :   muscles
n. :   nerf
nn. :   nerfs
r. :   rameau (x)
v. :   veine
vv. :   veines

SOMMAIRE

Préface 5

Le squelette
Vue antérieure...10-11
Vue postérieure 12-13

Le crâne
Norma facialis...14-15
Norma lateralis..16-17
Norma occipitalis.....................................16-17
Base interne du crâne...............................18-19
Norma basalis 18-19

La colonne vertébrale
Vue antérieure...20-21
Vue postérieure 22-23
Vue latérale..24-25

Les vertèbres
Atlas et axis...26-27
Vertèbre cervicale 26-27
Vertèbre thoracique..................................26-27
Vertèbre lombaire ou lombale...................26-27

Les articulations du membre supérieur
Articulations de la ceinture du membre
supérieur et scapulo-humérale 28-29
Articulations du coude 30-31
Articulations du poignet et de la main ...30-33
Bilan articulaire...33

Les articulations du membre inférieur
Articulations de la ceinture du membre
inférieur et coxo-fémorale 34-35
Articulations du genou 36-37
Articulations du pied...............................38-40
Bilan articulaire...41

Les muscles du corps
Vue antéro-latérale..................................42-43
Vue postérieure 44-45

Le cœur
Cœur in situ 46-47
Atrium et ventricule droits.......................48-49
Atrium et ventricule gauches...................48-49
Valves du cœur 48-49
Vaisseaux du cœur..................................50-51
Innervation du cœur................................50-51

Les artères périphériques
Partie supérieure du corps 52-53
Partie inférieure du corps 54-55
Artères de la main 56-57
Artères du pied.......................................56-57

Les vaisseaux de la tête et du cou 58-59

Les veines et lymphatiques
Veines et lymphatiques pariétaux
et superficiels
(partie supérieure du corps)....................60-61
Veines du membre supérieur....................62-63
Nœud lymphatique 62-63
Veines et lymphatiques pariétaux
et superficiels
(partie inférieure du corps) 64-65
Veines et lymphatiques viscéraux
de l'abdomen 66-67

Les poumons
Poumons in situ 68-69
Segments pulmonaires.............................68-69
Arbre bronchique
et vaisseaux pulmonaires.........................70-71

La bouche
Glandes salivaires....................................72-73
Cavité orale 72-73
Nerfs de la bouche..................................74-75
Dent et son environnement.....................74-75
Nomenclature internationale
de l'OMS..76-77
Dents déciduales et permanentes...........76-77

L'appareil digestif
Configuration générale 78-79
Structure de l'estomac.............................80-81
Structures du colon et de l'intestin 80-81
Région supra-mésocolique 82-83
Bourse omentale 82-83

Le foie
Vue postéro-inférieure.............................84-85
Structure hépatique 84-85
Vaisseaux intra-hépatiques 84-85
Segments hépatiques..............................84-85

Le pancréas et les voies biliaires 88-89

Le rein

Reins en place 90-91
Segments du rein 90-91
Artères intra-rénales 90-91
Structure du rein 92-93
Glomérule rénal 92-93
Néphron..92-93

L'appareil génital masculin

Pelvis et périnée (coupe sagittale)...........94-95
Prostate et vésicule séminale..................94-95
Scrotum et cordon spermatique..............94-95
Périnée..96-97
Pénis 96-97

L'appareil génital féminin

Pelvis et périnée (coupe sagittale)...........98-99
Organes génitaux internes......................98-99
Périnée superficiel..............................100-101
Vulve et hymen 100-101
Périnée..102-103
Périnée uro-génital 102-103

L'œil

Bulbe de l'œil 104-105
Partie antéro-supérieure
du globe oculaire 106-107
Appareil lacrymal................................106-107
Muscles et nerfs de l'œil 108-109
Voies visuelles.....................................108-109

L'oreille

Organe vestibulo-cochléaire 110-111
Membrane tympanique 110-111
Osselets de l'ouïe...............................110-111
Labyrinthe osseux...............................112-113
Organe spiral 112-113
Conduit cochléaire..............................112-113

Labyrinthe membraneux.....................114-115
Crête ampullaire.................................114-115
Macule...114-115

L'encéphale

Encéphale in situ................................116-117
Cerveau : lobes et gyrus 116-117
Artères de l'encéphale
et origine des nerfs crâniens...............118-119
Somatotopie des régions
pré-centrale et post-centrale...............120-121
Ventricules de l'encéphale 120-121
Méninges et cortex cérébral 122-123

Les nerfs périphériques

Tête, cou et tronc 124-125
Membres supérieurs 126-129
Membres inférieurs.............................130-131

La peau et ses annexes

Coupe de la peau................................132-133
Extrémité distale d'un doigt 134-135
Ongle...134-135
Tige et racine du poil 134-135
Pilosité masculine 134-135

Le sein

Glande mammaire in situ....................136-137
Alvéole mammaire 136-137
Coupe sagittale du sein 138-139
Sein (situation - polymastie) 138-139
Lymphatiques du sein..........................140-141
Artères et veines du sein 140-141
Organogénèse 142-143
Stades de développement
post-natal 142-143

Index 145-168

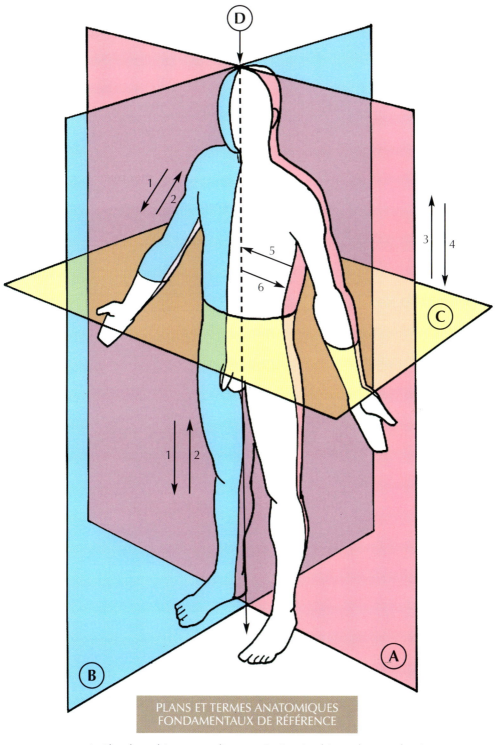

PLANS ET TERMES ANATOMIQUES FONDAMENTAUX DE RÉFÉRENCE

A. Plan frontal (ou coronal)
B. Plan sagittal
C. Plan horizontal
D. Vertex et axe du corps
1. Distal (pour les membres)
2. Proximal (pour les membres)
3. Crânial (pour le tronc)
4. Caudal (pour le tronc)
5. Médial
6. Latéral

LE SQUELETTE : VUE ANTÉRIEURE

1 - Frontal
2 - Manubrium sternal
3 - Clavicule
4 - Tête humérale
5 - Tubercule majeur
6 - Tubercule mineur
7 - Humérus
8 - Trochlée humérale
9 - Capitulum huméral
10 - Tête du radius
11 - Col du radius
12 - Tubérosité du radius
13 - Radius
14 - Ulna
15 - Lunatum
16 - Scaphoïde
17 - Trapèze
18 - Trapézoïde
19 - Phalange distale
20 - Phalange moyenne
21 - Phalange proximale
22 - Métacarpien
23 - Capitatum
24 - Hamatum
25 - Pisiforme
26 - Triquétrum
27 - Col du fémur
28 - Surface patellaire
29 - Tubérosité du tibia
30 - Talus
31 - Os naviculaire
32 - Cunéiforme médial
33 - Phalange distale
34 - Phalange proximale
35 - Métatarsien
36 - Calcanéus
37 - Foramen obturé
38 - Symphyse pubienne
39 - Pubis (partie de l'os coxal)
40 - Ischium (partie de l'os coxal)

41 - Pariétal
42 - Sphénoïde
43 - Temporal
44 - Os zygomatique
45 - Maxillaire
46 - Mandibule
47 - Vertèbre cervicale C6
48 - Vertèbre thoracique T1
49 - Première côte
50 - Acromion
51 - Processus coracoïde
52 - Scapula
53 - Sternum (corps)
54 - Cartilage costal
55 - Processus xiphoïde
56 - 12e côte
57 - Vertèbre lombaire L1
58 - Épicondyle médial
59 - Crête iliaque
60 - Ilium (partie de l'os coxal)
61 - Sacrum
62 - Épine iliaque antéro-supérieure
63 - Foramen sacral pelvien
64 - Tête du fémur
65 - Grand trochanter
66 - Petit trochanter
67 - Fémur
68 - Patella
69 - Épicondyle latéral du fémur
70 - Condyle latéral du tibia
71 - Tête de la fibula
72 - Col de la fibula
73 - Fibula
74 - Malléole latérale
75 - Talus
76 - Malléole médiale
77 - Tibia
78 - Condyle médial du tibia
79 - Épicondyle médial du fémur

LE SQUELETTE

VUE ANTÉRIEURE

11

LE SQUELETTE : VUE POSTÉRIEURE

1 - Pariétal
2 - Occipital
3 - Atlas
4 - Axis
5 - Vertèbre cervicale C7
    (vertèbre proéminente)
6 - Clavicule
7 - Tubercule majeur
8 - Humérus
9 - Épicondyle médial de l'humérus
10 - Épicondyle latéral de l'humérus
11 - Olécrâne
12 - Ulna
13 - Radius
14 - Processus syloïde latéral
15 - Scaphoïde
16 - Trapèze
17 - Trapézoïde
18 - Capitatum
19 - Hamatum
20 - Triquétrum
21 - Pisiforme
22 – Lunatum
23 - Processus styloïde médial
24 - Processus transverse de L3
25 - Foramen sacral dorsal
26 - Crête sacrale médiane
27 - Tête fémorale
28 - Grand trochanter
29 - Col du fémur
30 - Coccyx

31 - Petit trochanter
32 - Fémur
33 - Fosse intercondylaire
34 - Condyle latéral du fémur
35 - Condyle latéral du tibia
36 - Tête de la fibula
37 - Col de la fibula
38 - Fibula
39 - Malléole médiale
40 - Malléole latérale
41 - Tibia
42 - Condyle médial du fémur
43 - Frontal
44 - Temporal
45 - Os zygomatique
46 - Mandibule
47 - Fosse supra-épineuse
48 - Épine de la scapula
49 - Acromion
50 - Fosse infra-épineuse
51 - 11e côte
52 - Fosse olécrânienne
53 - Épine iliaque
    postéro-supérieure
54 - Épine iliaque postéro-inférieure
55 - Épine ischiatique
56 - Tubérosité ischiatique
57 - Ligne pectinée
58 - Tubérosité glutéale
59 - Ligne âpre
60 - Ligne du m. soléaire

LE SQUELETTE
VUE POSTÉRIEURE

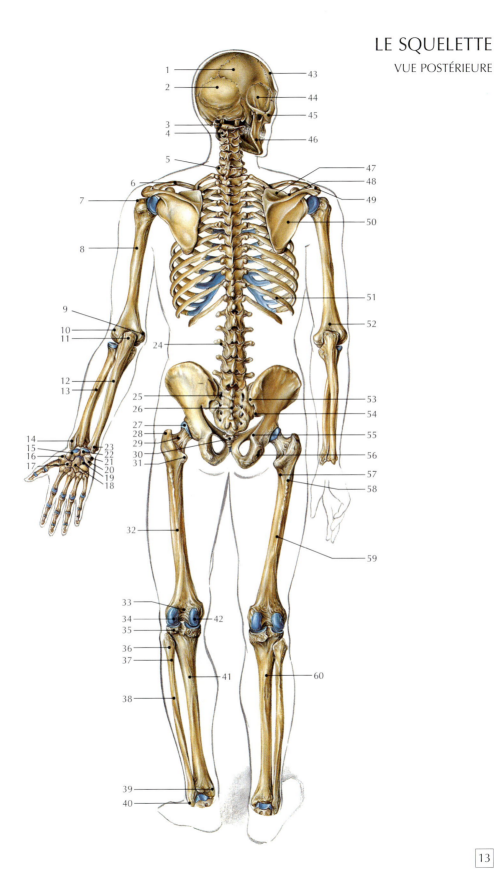

NORMA FACIALIS

1 - Pariétal
2 - Grande aile du sphénoïde
3 - Temporal
4 - Orbite
5 - Lame orbitaire (ethmoïde)
6 - Os zygomatique
7 - Os nasal
8 - Lame perpendulaire (ethmoïde)
9 - Fosse canine
10 - Ouverture piriforme
11 - Glabelle
12 - Ligne temporale
13 - Incisure supra-frontale
14 - Fosse temporale

15 - Canal optique
16 - Fissure orbitaire supérieure
17 - Os lacrymal
18 - Palatin (processus orbitaire)
19 - Fissure orbitaire inférieure
20 - Foramen zygomatico-facial
21 - Foramen infra-orbitaire
22 - Cornet inférieur
23 - Vomer
24 - Branche de la mandibule
25 - Foramen mentonnier
26 - Corps de la mandibule
27 - Tubercule mentonnier
28 - Protubérance mentonnière

LE CRÂNE

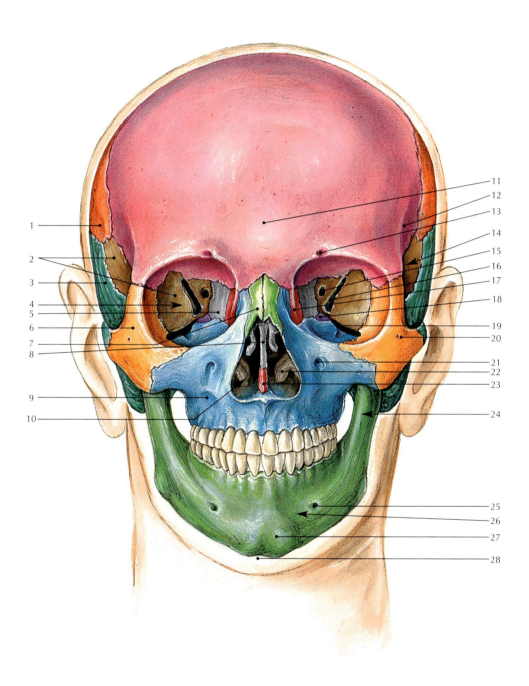

15

NORMA LATÉRALIS

1 - Vertex
2 - Bregma
3 - Frontal
4 - Ptérion
5 - Foramen supra-orbitaire
6 - Nasion
7 - Os lacrymal
8 - Os nasal
9 - Fosse du sac lacrymal
10 - Foramen infra-orbitaire
11 - Os zygomatique
12 - Maxillaire
13 - Foramen mentonnier
14 - Gnathion
15 - Pariétal
16 - Ligne temporale supérieure
17 - Ligne temporale inférieure
18 - Lambda
19 - Partie squameuse du temporal
20 - Occipital
21 - Astérion
22 - Ligne nucale supérieure
23 - Tubérosité occipitale externe
24 - Inion
25 - Méat acoustique externe
26 - Processus mastoïde
27 - Processus styloïde
28 - Angle de la mandibule
29 - Gonion

NORMA OCCIPITALIS

1 - Tubérosité occipitale externe
2 - Crête occipitale externe
3 - Lingula
4 - Foramen mandibulaire
5 - Ligne mylo-hyoïdienne
6 - Fosse submandibulaire
7 - Fosse sublinguale
8 - Fosse digastrique
9 - Foramen pariétal
10 - Suture sagittale
11 - Pariétal
12 - Lambda
13 - Occipital
14 - Ligne nucale suprême
15 - Ligne nucale supérieure
16 - Ligne nucale inférieure
17 - Condyle occipital
18 - Processus mastoïde
19 - Processus Ptérygoïde
20 - Os palatin
21 - Vomer
22 - Suture palatine
23 - Fosse incisive
24 - Épine mentonnière supérieure
25 - Épine mentonnière inférieure

LE CRÂNE

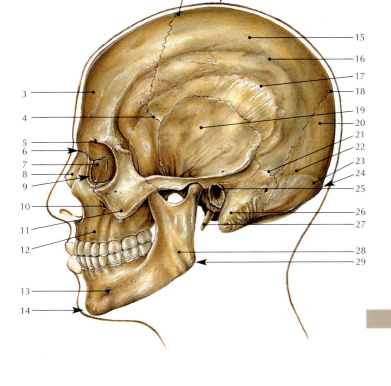

NORMA LATÉRALIS

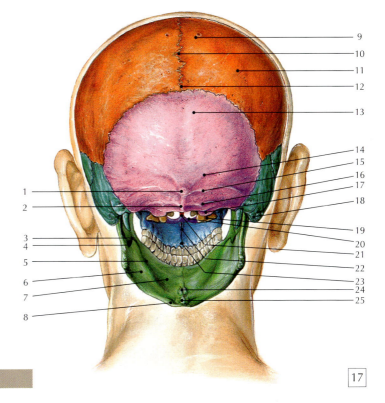

NORMA OCCIPITALIS

BASE INTERNE DU CRÂNE

1 - Partie orbitaire du frontal
2 - Jugum sphénoïdal
3 - Canal optique
4 - Sillon préchiasmatique
5 - Tubercule de la selle
6 - Selle turcique
7 - Processus clinoïde postérieur
8 - Dos de la selle
9 - Canal hypoglosse
10 - Foramen magnum
11 - Crête occipitale interne
12 - Tubercule occipital interne
13 - Crête frontale
14 - Foramen caecum
15 - Crista galli
16 - Lame criblée
17 - Petite aile du sphénoïde

18 - Fissure orbitaire supérieure
19 - Grande aile du sphénoïde
20 - Processus clinoïde antérieur
21 - Foramen rond
22 - Sillon carotidien
23 - Foramen ovale
24 - Foramen déchiré
25 - Foramen épineux
26 - Hiatus du canal du n. petit pétreux
27 - Hiatus du canal du n. grand pétreux
28 - Méat acoustique interne
29 - Foramen jugulaire
30 - Sillon du sinus sigmoïde
31 - Fosse cérébelleuse
32 - Sillon du sinus transverse
33 - Fosse cérébrale

NORMA BASALIS

1 - Arcade zygomatique
2 - Choanes
3 - Lame latérale du processus ptérygoïde
4 - Lame médiale du processus ptérygoïde
5 - Vomer
6 - Fosse mandibulaire
7 - Processus styloïde
8 - Méat acoustique externe
9 - Tubercule pharyngien
10 - Canal hypoglosse
11 - Condyle occipital
12 - Incisure mastoïdienne
13 - Foramen mastoïdien
14 - Foramen magnum
15 - Ligne nucale inférieure
16 - Ligne nucale supérieure
17 - Fosse incisive

18 - Suture palatine médiane
19 - Suture palatine transverse
20 - Lame horizontale du palatin
21 - Fissure orbitaire inférieure
22 - Canal grand palatin
23 - Fosse ptérygoïdienne
24 - Foramen ovale
25 - Fosse scaphoïde
26 - Foramen épineux
27 - Foramen déchiré
28 - Canal carotidien
29 - Canal facial
30 - Foramen jugulaire
31 - Processus mastoïde
32 - Canal condylaire
33 - Crête occipitale externe
34 - Protubérance occipitale externe

LE CRÂNE

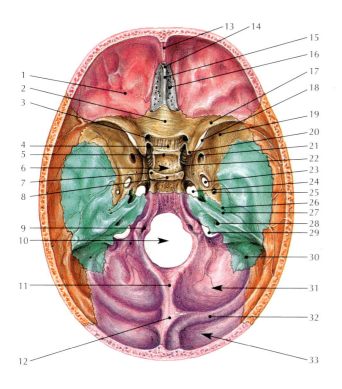

BASE INTERNE DU CRÂNE

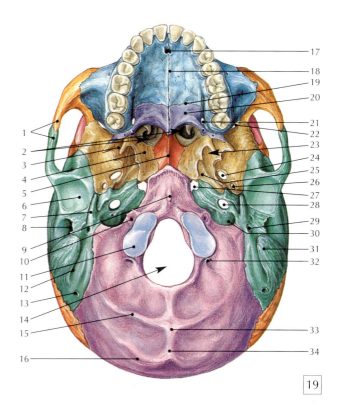

NORMA BASALIS

COLONNE VERTÉBRALE *(VUE ANTÉRIEURE)*

1 - Atlas
2 - Axis
3 - Vertèbre proéminente
4 - Côte
5 - Os coxal
6 - Aile du sacrum
7 - Promontoire
8 - Lignes transverses du sacrum
9 - Foramen sacral pelvien
10 - Coccyx

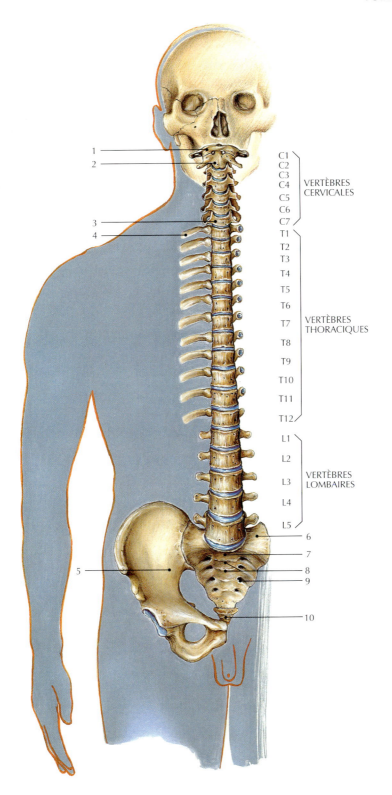

LA COLONNE VERTÉBRALE
VUE ANTÉRIEURE

C1, C2, C3, C4, C5, C6, C7 — VERTÈBRES CERVICALES

T1, T2, T3, T4, T5, T6, T7, T8, T9, T10, T11, T12 — VERTÈBRES THORACIQUES

L1, L2, L3, L4, L5 — VERTÈBRES LOMBAIRES

COLONNE VERTÉBRALE *(VUE POSTÉRIEURE)*

1 - Processus transverse
2 - Processus épineux
3 - Côte
4 - Processus costiforme
5 - L4
6 - Foramen sacral dorsal
7 - Crête sacrale latérale
8 - Crête sacrale médiane
9 - Crête sacrale médiale
10 - Hiatus sacral
11 - Coccyx
12 - Crête iliaque
13 - Os coxal

LA COLONNE VERTÉBRALE
VUE POSTÉRIEURE

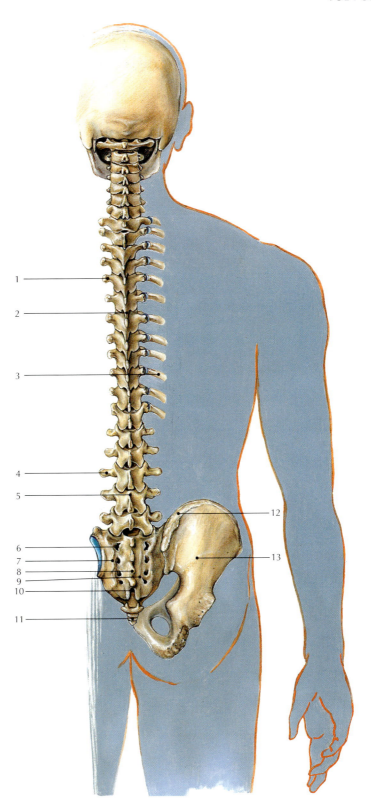

23

COLONNE VERTÉBRALE *(VUE LATÉRALE)*

1 - Vertex et ligne de gravité du corps
2 - Tragus
3 - Atlas (C1)
4 - Tubercule carotidien
5 - Vertèbre proéminente (C7)
6 - Première vertèbre thoracique (T1)
7 - Fossette costale
8 - Foramen intervertébral
9 - Douzième vertèbre thoracique (T12)
10 - Première vertèbre lombaire (L1)
11 - Cinquième vertèbre lombaire (L5)
12 - Sacrum
13 - Coccyx
14 - Manubrium
15 - Angle sternal (de Louis)
16 - Incisure costale
17 - Corps du sternum
18 – Processus xiphoïde
19 - Os coxal

LA COLONNE VERTÉBRALE
VUE LATÉRALE

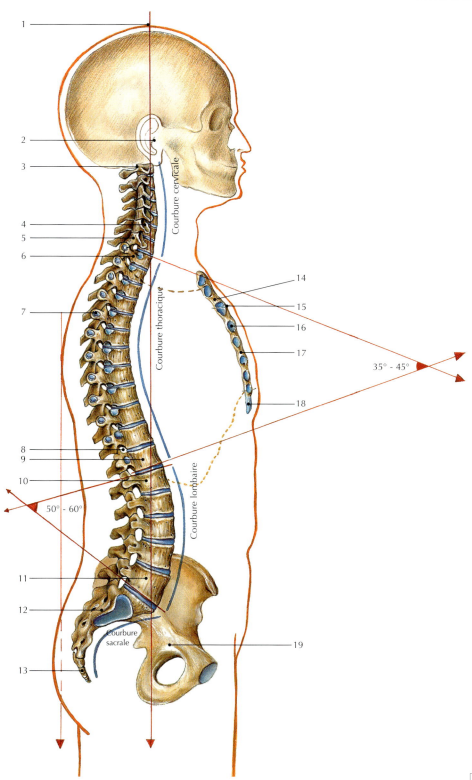

AXIS *(VUE POSTÉRO-SUPÉRIEURE)*

1 - Dent de l'axis
2 - Surface articulaire postérieure
3 - Foramen transversaire
4 - Processus épineux

ATLAS ET AXIS ARTICULÉS

1 - Atlas
2 - Axis

ATLAS
(VUE SUPÉRIEURE)

1 - Arc antérieur
2 - Masse latérale
3 - Arc postérieur
4 - Tubercule postérieur
5 - Tubercule antérieur
6 - Fovéa dentis
7 - Surface articulaire supérieure
8 - Foramen transversaire
9 - Sillon de l'artère vertébrale

VERTÈBRE CERVICALE
(VUE LATÉRO-SUPÉRIEURE)

1 - Processus épineux
2 - Lame
3 - Processus articulaire supérieur
4 - Processus articulaire inférieur
5 - Tubercule postérieur
6 - Sillon du n. spinal
7 - Foramen vertébral
8 - Uncus du corps
9 - Foramen transversaire
10 - Tubercule antérieur

VERTÈBRE THORACIQUE
(VUE LATÉRO-SUPÉRIEURE)

1 - Processus épineux
2 - Fossette costale du processus transverse
3 - Fossette costale inférieure
4 - Processus articulaire supérieur
5 - Côte
6 - Corps vertébral
7 - Fossette costale supérieure

VERTÈBRE LOMBAIRE OU LOMBALE
(VUE POSTÉRO-SUPÉRIEURE)

1 - Processus mamillaire
2 - Processus articulaire supérieur
3 - Processus épineux
4 - Processus accessoire
5 - Processus costiforme

LES VERTÈBRES

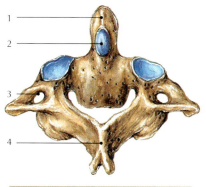

AXIS *(VUE POSTÉRO-SUPÉRIEURE)*

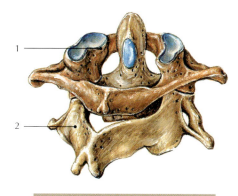

ATLAS ET AXIS ARTICULÉS

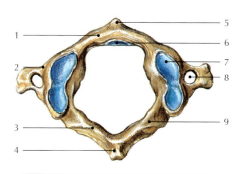

ATLAS
(VUE SUPÉRIEURE)

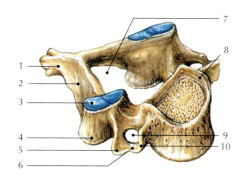

VERTÈBRE CERVICALE
(VUE LATÉRO-SUPÉRIEURE)

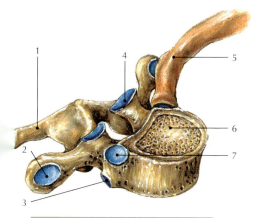

VERTÈBRE THORACIQUE
(VUE LATÉRO-SUPÉRIEURE)

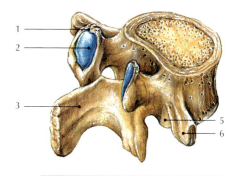

VERTÈBRE LOMBAIRE OU LOMBALE
(VUE POSTÉRO-SUPÉRIEURE)

CEINTURE DU MEMBRE SUPÉRIEUR ET ARTICULATION SCAPULO-HUMÉRALE *(VUE ANTÉRIEURE)*

1 - Ligament transverse supérieur de la scapula
2 - Ligament conoïde
3 - Ligament trapézoïde
4 - Ligament acromio-claviculaire
5 - Ligament coraco-acromial
6 - Ligament coraco-huméral
7 - Ligament gléno-huméral supérieur
8 - Ligament huméral transverse
9 - Muscle grand pectoral
10 - Long chef du muscle biceps
11 - Muscle grand dorsal
12 - Muscle grand rond
13 - Ligament gléno-huméral moyen
14 - Ligament gléno-huméral inférieur
15 - Long chef du muscle triceps
16 - Articulation sterno-claviculaire (disque articulaire)
17 - Ligament inter-claviculaire
18 - Ligament sterno-claviculaire antérieur
19 - Ligament costo-claviculaire
20 - Synchondrose sterno-costale
21 - Ligament sterno-costal radié
22 - Ligament sterno-costal intra-articulaire

ARTICULATION SCAPULO-HUMÉRALE *(COUPE FRONTALE)*

1 - Muscle deltoïde
2 - Muscle supra-épineux
3 - Bourse subdeltoïdienne
4 - Long chef du biceps brachial et sa gaine synoviale
5 - Ligament huméral transverse
6 - Plis synoviaux
7 - Membrane synoviale
8 - Bourse subacromiale
9 - Capsule articulaire
10 - Ligament coraco-acromial
11 - Labrum glénoïdal
12 - Cavité articulaire

LES ARTICULATIONS
DU MEMBRE SUPÉRIEUR

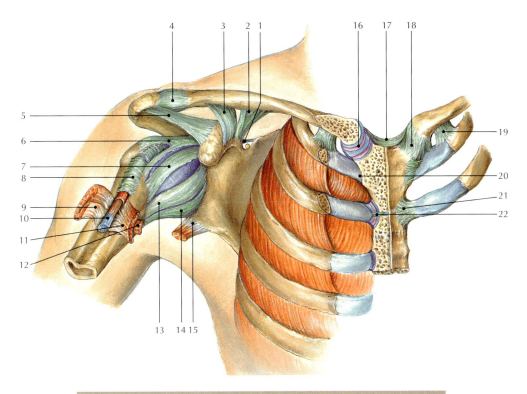

CEINTURE DU MEMBRE SUPÉRIEUR ET ARTICULATION SCAPULO-HUMÉRALE *(VUE ANTÉRIEURE)*

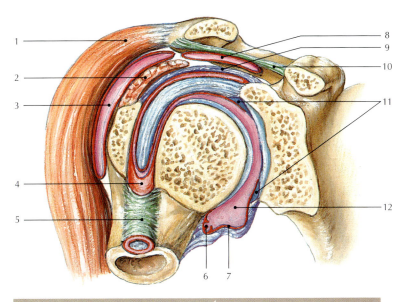

ARTICULATION SCAPULO-HUMÉRALE *(COUPE FRONTALE)*

COUDE *(VUE LATÉRALE)*

1 - Muscle triceps brachial
2 - Bourse sous-cutanée olécrânienne
3 - Capsule articulaire
4 - Ligament annulaire du radius
5 - Bourse bicipito-radiale
6 - Biceps brachial
7 - Faisceau antérieur ⎫ du ligament
8 - Faisceau moyen ⎬ collatéral
9 - Faisceau postérieur ⎭ radial

COUDE *(VUE MÉDIALE)*

1 - Bourse bicipito-radiale
2 - Corde oblique
3 - Membrane interosseuse antébrachiale
4 - Muscle brachial
5 - Biceps brachial
6 - Ligament annulaire du radius
7 - Capsule
8 - Triceps brachial
9 - Bourse sous-cutanée olécrânienne
10 - Faisceau postérieur ⎫ du
11 - Faisceau arciforme ⎬ ligament
12 - Faisceau antérieur ⎬ collatéral
13 - Faisceau moyen ⎭ ulnaire

MAIN *(VUE PALMAIRE)* ABDUCTION ET ADDUCTION DES DOIGTS

1 - Ligament radio-carpien palmaire
2 - Ligament collatéral radial du carpe
3 - Ligaments carpo-métacarpiens palmaires
4a - Faisceau palmaire ⎫ du ligament collatéral
4b - Faisceau dorsal ⎬ métacarpo-phalangien
5 - Capsule articulaire
6 - Ligament collatéral
7 - Tendon du muscle fléchisseur profond
8 - Tendon du muscle fléchisseur superficiel
9 - Membrane interosseuse antébrachiale
10 - Ligament radio-ulnaire antérieur
11 - Ligament collatéral ulnaire du carpe
12 - Ligament ulno-carpien palmaire
13 - Ligament piso-hamatum
14 - Ligament piso-métacarpien
15 - Ligaments métacarpiens palmaires
16 - Ligament métacarpien transverse profond
17 - Gaine fibreuse des doigts ouverte

LES ARTICULATIONS
DU MEMBRE SUPÉRIEUR

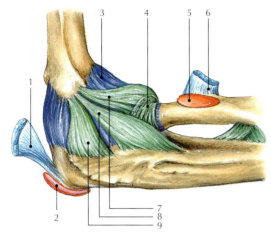

COUDE (VUE LATÉRALE)

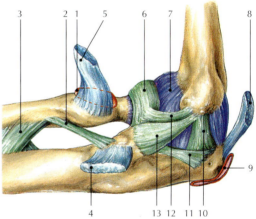

COUDE (VUE MÉDIALE)

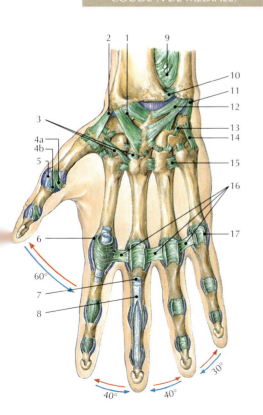

MAIN (VUE PALMAIRE)
ABDUCTION ET ADDUCTION
DES DOIGTS

31

POIGNET *(COUPE FRONTALE)*

1 - Radius
2 - Articulation radio-carpienne
3 - Scaphoïde
4 - Ligament collatéral radial du carpe
5 - Ligament interosseux
6 - Trapèze
7 - Trapézoïde
8 - Articulation carpo-métacarpienne du pouce
9 - Ulna
10 - Articulation radio-ulnaire distale
11 - Disque articulaire
12 - Lunatum
13 - Ligament collatéral ulnaire du carpe
14 - Articulation médio-carpienne
15 - Articulation de l'os pisiforme
16 - Triquétrum
17 - Hamatum
18 - Capitatum
19 - Ligaments métacarpiens interosseux

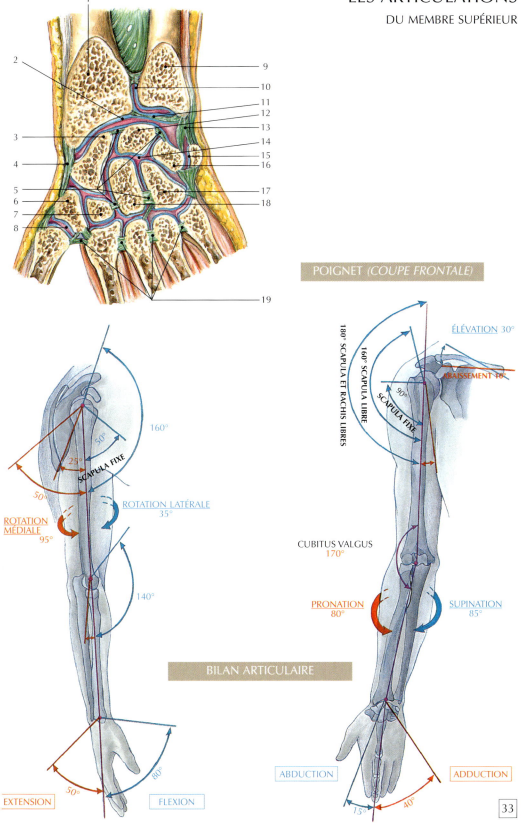

VUE ANTÉRO-SUPÉRIEURE

1 - Ligaments ilio-lombaires
2 - Ligament sacro-iliaque ventral
3 - Ligament sacro-tubéral
4 - Muscle droit fémoral (tendon direct)
5 - Ligament ilio-fémoral
6 - Muscle petit fessier et bourse trochantérique du m. petit fessier
7 - Muscle ilio-psoas et bourse subtendineuse iliaque
8 - Ligament pubo-fémoral
9 - Ligament longitudinal antérieur
10 - Ligament sacro-épineux
11 - Ligament sacro-coccygien ventral
12 - Ligament arqué du pubis
13 - Membrane obturatrice

VUE POSTÉRIEURE

1 - Ligaments sacro-coccygiens latéraux
2 - Ligaments sacro-coccygiens dorsaux
3 - Ligament arqué du pubis
4 - Ligament sacro-épineux
5 - Ligaments interépineux
6 - Ligaments ilio-lombaires
7 - Articulation zygapophysaire (capsule)
8 - Ligaments jaunes
9 - Ligaments sacro-iliaques dorsaux
10 - Ligament sacro-tubéral
11 - Muscle droit fémoral (tendon direct)
12 - Capsule articulaire
13 - Ligament ilio-fémoral
14 - Muscle moyen fessier (terminaison)
15 - Bourse subtendineuse du m. obturateur interne
16 - Muscle carré fémoral (terminaison)
17 - Muscle ilio-psoas (terminaison)
18 - Ligament ischio-fémoral

COUPE FRONTALE

1 - Muscle droit fémoral (tendon réfléchi)
2 - Labrum acétabulaire
3 - Zone orbiculaire (capsule articulaire)
4 - Artère circonflexe médiale de la cuisse
5 - Surface semi-lunaire de l'acétabulum
6 - Fosse de l'acétabulum
7 - Ligament de la tête fémorale
8 - Rameau fovéolaire
9 - Artère obturatrice
10 - Artère acétabulaire

LES ARTICULATIONS
DE LA CEINTURE DU MEMBRE INFÉRIEUR, COXO-FÉMORALE ET LOMBO-SACRALE

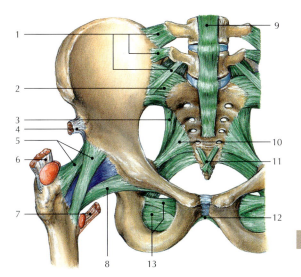

VUE ANTÉRO-SUPÉRIEURE

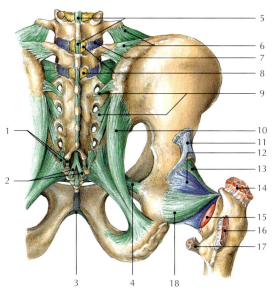

VUE POSTÉRIEURE

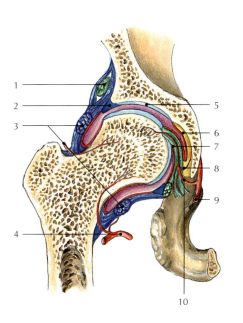

COUPE FRONTALE

35

ARTICULATION DU GENOU DROIT OUVERTE (VUE ANTÉRIEURE)

1 - Surface patellaire
2 - Ligament croisé antérieur
3 - Condyle latéral
4 - Tendon du muscle poplité
5 - Ménisque latéral
6 - Ligament transverse du genou
7 - Ligament collatéral fibulaire
8 - Ligament antérieur de la tête fibulaire
9 - Rétinaculum patellaire latéral (faisceau longitudinal)
10 - Membrane interosseuse crurale
11 - Ligament croisé postérieur
12 - Épicondyle médial
13 - Condyle médial
14 - Ménisque médial
15 - Ligament collatéral tibial
16 - Rétinaculum patellaire médial (faisceau longitudinal)
17 - Ligament méniscal antéro-médial
18 - Ligament patellaire
19 - Surface fémorale
20 - Apex de la patella

ARTICULATION DU GENOU (VUE MÉDIALE)

1 - Bourse supra-patellaire
2 - Tendon du muscle quadriceps
3 - Rétinaculum patellaire médial (Faisceaux longitudinal et transversal)
4 - Corps adipeux infra-patellaire
5 - Tendon patellaire
6 - Bourse infrapatellaire profonde
7 - Muscle articulaire du genou
8 - Tendon du muscle grand adducteur
9 - Muscle semi-membraneux
10 - Muscle gastrocnémien (chef médial)
11 - Ligament collatéral tibial
12 - Capsule

ARTICULATION DU GENOU DROIT (VUE LATÉRALE)

1 - Muscle gastrocnémien (chef latéral)
2 - Muscle biceps fémoral
3 - Muscle poplité
4 - Ligament antérieur de la tête fibulaire
5 - Membrane interosseuse crurale
6 - Tendon du muscle quadriceps
7 - Bourse supra-patellaire
8 - Rétinaculum patellaire latéral (Faisceaux longitudinal et transversal)
9 - Capsule articulaire
10 - Tendon patellaire
11 - Bourse infra-patellaire profonde
12 - Corps adipeux infra-patellaire

LES ARTICULATIONS
DU GENOU

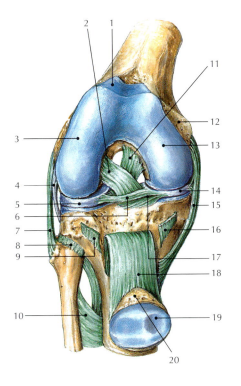

ARTICULATION
DU GENOU DROIT
OUVERTE *(VUE ANTÉRIEURE)*

ARTICULATION
DU GENOU DROIT
(VUE LATÉRALE)

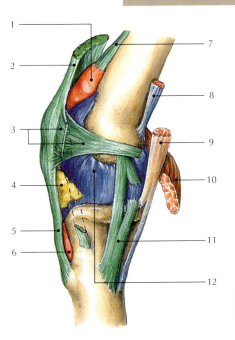

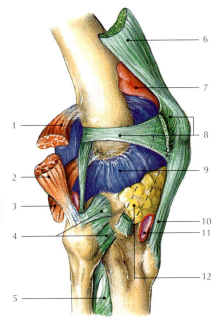

ARTICULATION DU GENOU
(VUE MÉDIALE)

37

LIGAMENTS DE LA CHEVILLE ET DU PIED *(VUE LATÉRALE)*

1 - Ligament tibio-fibulaire postérieur
2 - Tendon calcanéen
3 - Rétinaculum fibulaire supérieur
4 - Ligament calcanéo-fibulaire
5 - Rétinaculum fibulaire inférieur
6 - Ligament talo-calcanéen latéral
7 - Ligament plantaire long
8 - Ligament calcanéo-cuboïdien
9 - Ligament bifurqué
10 - Ligament cuboïdo-naviculaire dorsal
11 - Ligament cunéo-cuboïdien dorsal
12 - Ligaments métarsiens dorsaux
13 - Membrane interosseuse crurale
14 - Ligament tibio-fibulaire antérieur
15 - Ligament talo-fibulaire antérieur
16 - Ligament talo-calcanéen (interosseux)
17 - Lig. talo naviculaire
18 - Ligaments cunéo-naviculaires dorsaux
19 - Ligaments intercunéiformes dorsaux
20 - Ligament tarso-métatarsiens dorsaux

LIGAMENTS DE LA CHEVILLE ET DU PIED *(VUE MÉDIALE)*

1 - Ligament tibio-talaire antérieur
2 - Ligament tibio-naviculaire
3 - Ligament talo-naviculaire
4 - Ligaments cunéo-naviculaires dorsaux
5 - Tendon du muscle tibial antérieur
6 - Ligament tarso-métatarsien dorsal
7 - Ligament collatéral métatarso-phalangien
8 - Ligament tibio-calcanéen
9 - Ligament tibio-talaire postérieur
10 - Ligament talo-calcanéen postérieur
11 - Ligament talo-calcanéen médial
12 - Ligament calcanéo-cuboïdien plantaire
13 - Ligament plantaire long
14 - Ligament calcanéo-naviculaire plantaire
NB: le ligament talo-crural médial (ou deltoïde) est formé des ligaments tibio-naviculaire, tibio-calcanéen, tibio-talaire antérieur et tibio-talaire postérieur.

LES ARTICULATIONS
DU PIED

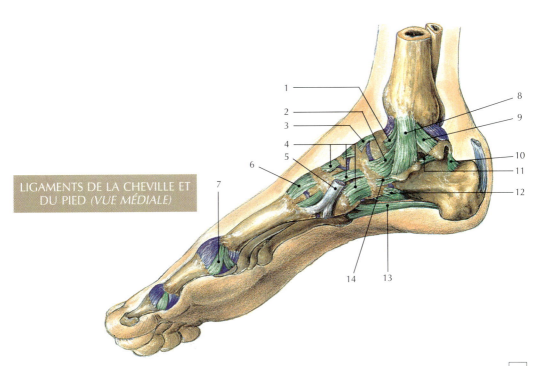

LIGAMENTS DE LA CHEVILLE ET DU PIED *(VUE LATÉRALE)*

LIGAMENTS DE LA CHEVILLE ET DU PIED *(VUE MÉDIALE)*

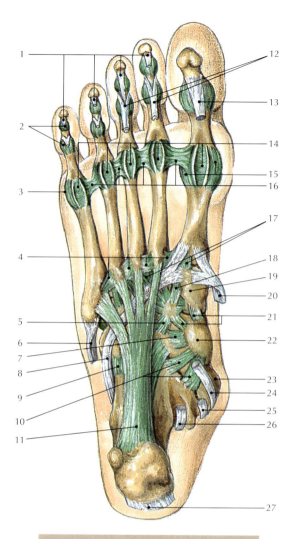

LIGAMENTS DU PIED DROIT
(VUE PLANTAIRE)

1 - Muscle long fléchisseur des orteils
2 - Articulations interphalangiennes
3 - Articulations métatarso-phalangiennes
4 - Ligaments métatarsiens plantaires
5 - Ligament cunéo-cuboïdien
6 - Tendon du muscle court fibulaire
7 - Ligament cuboïdo-naviculaire plantaire
8 - Tendon du muscle long fibulaire
9 - Ligament calcanéo-cuboïdien plantaire
10 - Ligament calcanéo-naviculaire plantaire
11 - Ligament plantaire long
12 - Muscle court fléchisseur des orteils
13 - Muscle long fléchisseur du hallux
14 - Ligaments plantaires
15 - Ligaments collatéraux
16 - Ligament métatarsien transverse profond
17 - Ligaments tarso-métatarsiens plantaires
18 - Ligaments intercunéiformes plantaires
19 - Os cunéiforme médial
20 - Tendon du muscle tibial antérieur
21 - Ligaments cunéo-naviculaires plantaires
22 - Os naviculaire
23 - Malléole médiale
24 - Tendon du muscle tibial postérieur
25 - Tendon du muscle long fléchisseur des orteils
26 - Tendon du muscle long fléchisseur du hallux
27 - Tendon calcanéen (d'Achille)

LES ARTICULATIONS
DU MEMBRE INFÉRIEUR

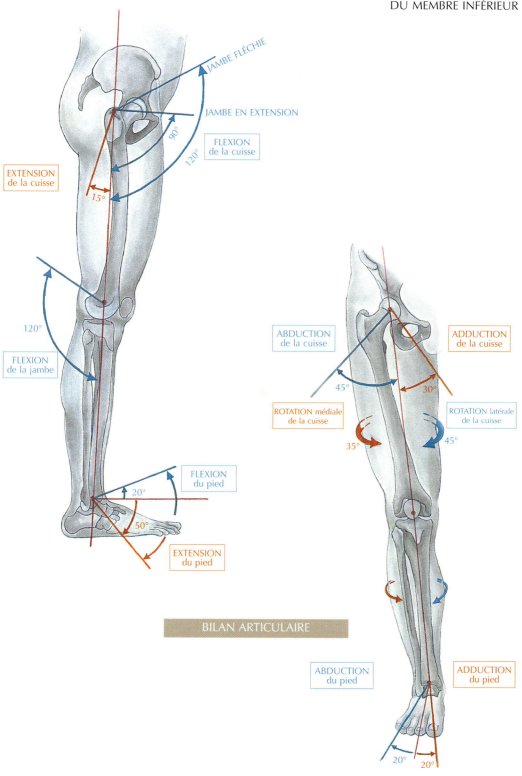

BILAN ARTICULAIRE

MUSCLES (VUE ANTÉRO-LATÉRALE)

1 - M. long palmaire
2 - M. fléchisseur radial du carpe
3 - M. rond pronateur
4 - M. brachial antérieur
5 - M. biceps brachial
6 - M. triceps brachial
7 - M. splénius de la tête
8 - M. coraco-brachial
9 - M. deltoïde
10 - M. trapèze
11 - M. élévateur de la scapula
12 - M. scalène
13 - M. grand rond
14 - M. grand pectoral
15 - M. grand dorsal
16 - M. dentelé antérieur
17 - M. oblique externe
18 - Gaine rectusienne
    (ou du m. droit de l'abdomen)
19 - M. moyen fessier
20 - M. tenseur du fascia lata
21 - M. ilio-psoas
22 - Anneau inguinal superficiel
23 - M. pectiné
24 - M. long adducteur
25 - M. droit fémoral
26 - M. vaste latéral
27 - Tractus ilio-tibial
28 - M. gastrocnémien *(chef latéral)*
29 - M. long fibulaire
30 - M. tibial antérieur
31 - M. court fibulaire
32 - M. long extenseur des orteils
33 - Rétinaculum supérieur des extenseurs
34 - Rétinaculum inférieur des extenseurs
35 - M. court extenseur de l'hallux
36 - M. long extenseur de l'hallux
37 - M. soléaire
38 - M. gastrocnémien *(chef médial)*
39 - Ligament patellaire

40 - M. vaste médial
41 - M. sartorius
42 - M. pyramidal
43 - M. gracile
44 - M. court adducteur
45 - M. grand adducteur
46 - M. fléchisseur ulnaire du carpe
47 - M. brachio-radial
48 - M. fléchisseur superficiel des doigts
49 - M. thyro-hyoïdien
50 - M. omo-hyoïdien
51 - M. sterno-cléido-mastoïdien
52 - M. sterno-thyroïdien
53 - M. sterno-hyoïdien
54 - M. grand pectoral
55 - M. deltoïde
56 - M. petit pectoral
57 - M. biceps brachial
58 - M. intercostal
59 - M. brachial antérieur
60 - M. biceps brachial
61 - M. rond pronateur
62 - M. brachio-radial
63 - M. long et court extenseurs
    radiaux du carpe
64 - M. fléchisseur radial du carpe
65 - M. long palmaire
66 - M. fléchisseur ulnaire du carpe
67 - M. fléchisseur superficiel des doigts
68 - M. long adducteur du pouce
69 - M. droit de l'abdomen
70 - M. oblique interne
71 - Faux inguinale
72 - Ligament inguinal
73 - M. tibial postérieur
74 - Tendon du long fléchisseur de l'hallux
75 - Tendon calcanéen (d'Achille)
76 - M. long fléchisseur des orteils
77 - M. soléaire
78 - M. gastrocnémien

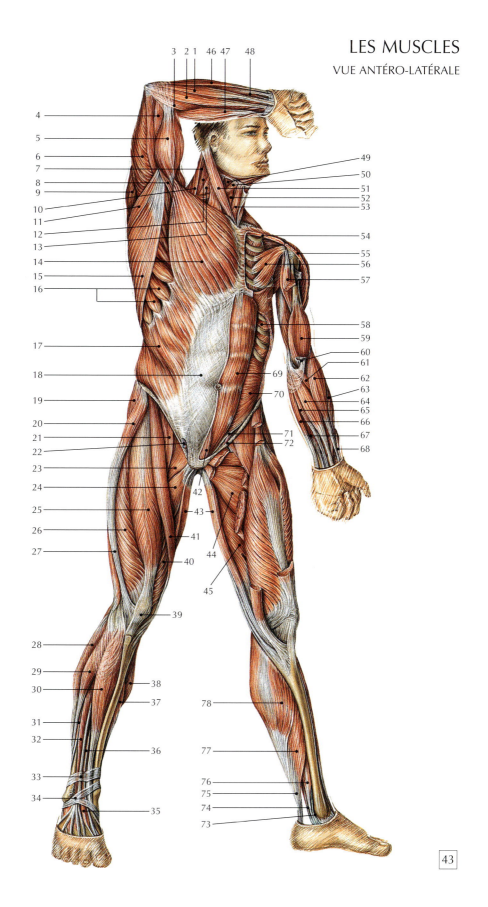

MUSCLES (VUE POSTÉRIEURE)

1 - M. semi-épineux de la tête
2 - M. splénius de la tête
3 - M. sterno-cléido-mastoïdien
4 - M. trapèze
5 - M. deltoïde
6 - M. triceps brachial
7 - M. long extenseur radial du carpe
8 - M. court extenseur radial du carpe
9 - M. anconé
10 - M. extenseur des doigts
11 - M. extenseur ulnaire du carpe
12 - M. fléchisseur ulnaire du carpe
13 - M. fléchisseur superficiel des doigts
14 - M. brachio-radial
15 - M. long palmaire
16 - M. fléchisseur radial du carpe
17 - M. brachial
18 - M. biceps brachial
19 - M. grand dorsal
20 - M. oblique externe
21 - M. oblique interne
22 - Fascia thoraco-lombaire
23 - M. grand fessier
24 - Tractus ilio-tibial
25 - M. biceps fémoral
26 - M. semi-tendineux
27 - M. semi-membraneux
28 - M. plantaire
29 - M. gastrocnémien
30 - M. soléaire
31 - M. long fibulaire
32 - M. court fibulaire
33 - Rétinaculum des fléchisseurs
34 - M. splénius du cou
35 - M. élévateur de la scapula
36 - M. petit rhomboïde
37 - M. dentelé postéro-supérieur
38 - M. supra-épineux
39 - M. grand rhomboïde
40 - M. deltoïde
41 - M. infra-épineux
42 - M. petit rond

43 - Chef long du m. triceps
44 - M. grand rond
45 - M. grand dorsal réséqué
46 - M. érecteur du rachis
47 - M. dentelé antérieur
48 - M. dentelé postéro-inférieur
49 - M. brachio-radial
50 - M. long extenseur radial du carpe
51 - M. court extenseur radial du carpe
52 - M. extenseur du V
53 - M. extenseur des doigts
54 - M. supinateur
55 - M. extenseur ulnaire du carpe
56 - M. long adducteur du pouce
57 - M. long extenseur du pouce
58 - M. court extenseur du pouce
59 - M. extenseur de l'index
60 - Rétinaculum des extenseurs
61 - M. fléchisseur ulnaire du carpe
62 - M. anconé
63 - M. oblique interne
64 - M. oblique externe
65 - M. moyen fessier
66 - M. petit fessier
67 - M. piriforme
68 - M. jumeau supérieur
69 - M. obturateur interne
70 - M. jumeau inférieur
71 - M. obturateur externe
72 - M. carré fémoral
73 - M. grand fessier
74 - M. court adducteur
75 - M. grand adducteur
76 - M. semi-membraneux
77 - Chef court du m. biceps fémoral
78 - M. gracile
79 - Chef long du m. biceps fémoral réséqué
80 - M. plantaire réséqué
81 - M. poplité
82 - M. soléaire
83 - Tendon calcanéen

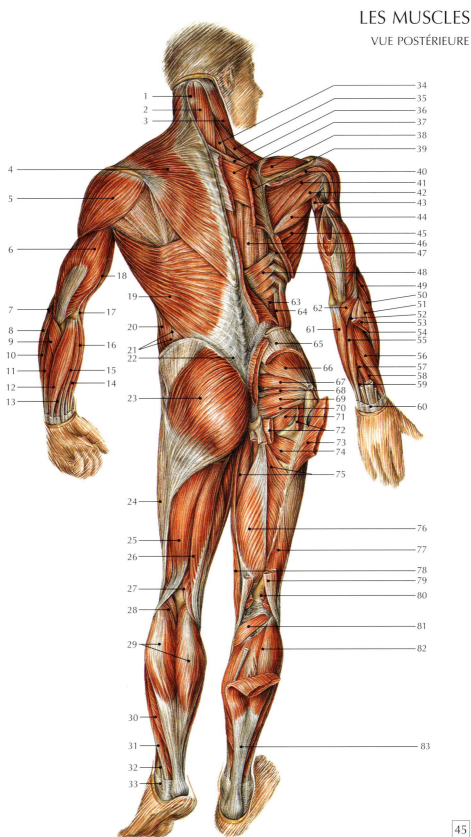

CŒUR IN SITU
THORAX RÉSÉQUÉ - VUE ANTÉRIEURE

1 - Glande thyroïde
2 - Nerf phrénique droit
3 - Veine brachio-céphalique droite
4 - Veine cave supérieure
5 - Poumon droit
6 - Auricule droite
7 - Cœur
8 - Péricarde
9 - Plèvre droite
10 - Diaphragme
11 - Veine jugulaire interne
12 - Artère carotide commune
13 - Veine brachio-céphalique gauche
14 - Arc aortique
15 - Nerf phrénique gauche
16 - Artère pulmonaire
17 - Auricule gauche
18 - Poumon gauche
19 - Plèvre gauche

LE CŒUR

IN SITU
THORAX RÉSÉQUÉ - VUE ANTÉRIEURE

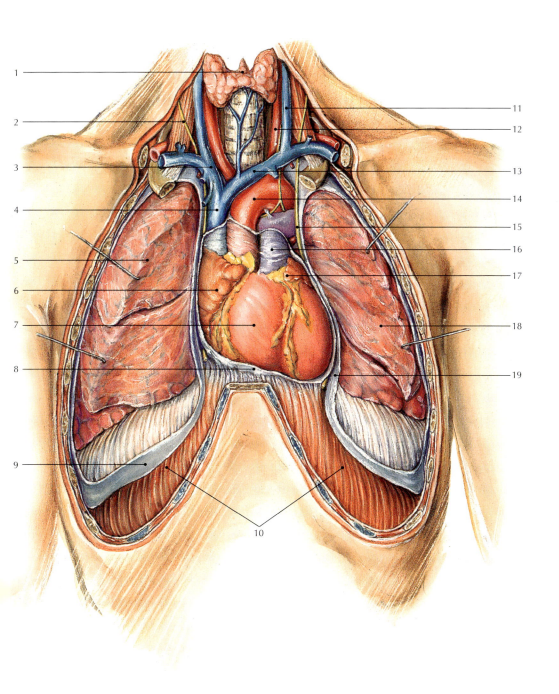

47

ATRIUM ET VENTRICULE DROITS OUVERTS

1 - Auricule droit
2 - Ostium de la veine cave supérieure
3 - Crête terminale
4 - Muscles pectinés
5 - Fosse ovale
6 - Ostium de la veine cave inférieure
7 - Valvule de la veine cave inférieure (d'Eustache)
8 - Valvule du sinus coronaire (de Thébésius)
9 - Valvules semi-lunaires de l'artère pulmonaire
10 - Infundibulum artériel
11 - Cordages tendineux
12 - Ostium atrio-ventriculaire droit
13 - Muscle papillaire

VALVES DU CŒUR (VUE SUPÉRIEURE)

1 - Anneau fibreux de l'ostium de l'artère pulmonaire
2 - Valvule semi-lunaire antérieure
3 - Valvules semi-lunaires gauches
4 - Trigone fibreux gauche
5 - Valvule semi-lunaire postérieure
6 - Rameau circonflexe de l'artère coronaire gauche
7 - Cuspide antérieure
8 - Cuspide postérieure
9 - Anneau fibreux atrio-ventriculaire gauche
10 - Sinus coronaire
11 - Valvules semi-lunaires droites
12 - Artère coronaire droite
13 - Anneau fibreux de l'ostium aortique
14 - Cuspide antérieure
15 - Cuspide septale
16 - Cuspide postérieure
17 - Anneau fibreux atrio-ventriculaire droit
18 - Artère du nœud atrio-ventriculaire
19 - Trigone fibreux gauche

ATRIUM ET VENTRICULE GAUCHES OUVERTS

1 - Ostium atrio-ventriculaire gauche
2 - Muscle papillaire
3 - Cordages tendineux
4 - Auricule gauche
5 - Veine pulmonaire supérieure gauche
6 - Valvule du foramen ovale
7 - Ostiums des veines pulmonaires droites
8 - Veine pulmonaire inférieure gauche

LE CŒUR

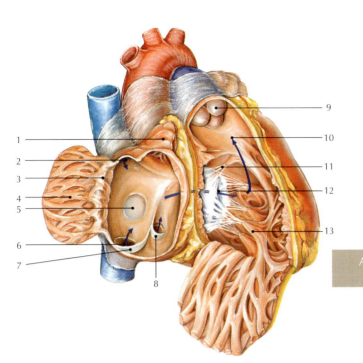

ATRIUM ET VENTRICULE
DROITS OUVERTS

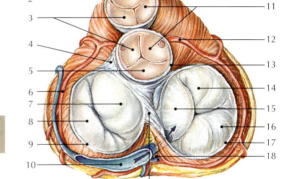

VALVES DU CŒUR
(VUE SUPÉRIEURE)

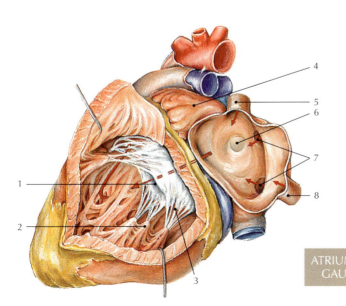

ATRIUM ET VENTRICULE
GAUCHES OUVERTS

49

VAISSEAUX DU CŒUR
(VUE ANTÉRIEURE)

1 - R. du nœud sinu-atrial
2 - R. atrial droit antérieur
3 - R. infundibulaire droit
4 - RR. auriculaires droits
5 - Artère coronaire droite
6 - VV. cardiaques antérieures
7 - R. du nœud atrio-ventriculaire
8 - Petite veine cardiaque
9 - R. marginal droit
10 - RR. septaux interventriculaires
11 - R. atrial gauche antérieur
12 - Artère coronaire gauche
13 - R. infundibulaire gauche
14 - R. circonflexe
15 - Grande veine cardiaque
16 - R. marginal gauche
17 - R. interventriculaire antérieur

INNERVATION DU CŒUR
(COUPE-VUE ANTÉRIEURE)

1 - Nerf vague
2 - Tronc sympathique thoracique
3 - Nerfs du cœur
4 - Veine cave supérieure
5 - Tractus internodal antérieur accessoire
6 - Nœud sinu-atrial (de Keith-Flack)
7 - Tractus internodal antérieur
8 - Tractus internodal intermédiaire
9 - Fosse ovale
10 - Nœud atrio-ventriculaire (d'Aschoff-Tawara)
11 - Tractus internodal postérieur
12 - Ostium de la veine cave inférieure
13 - Ostium du sinus coronaire
14 - Veine cave inférieure
15 - Arc aortique
16 - Plexus cardiaque
17 - Artères pulmonaires
18 - Atrium gauche
19 - Auricule gauche
20 - Faisceau atrio-ventriculaire (de His)
21 - Branche gauche du faisceau atrio-ventriculaire
22 - Branche droite du faisceau atrio-ventriculaire
23 – Septum interventriculaire

VAISSEAUX DU CŒUR
(VUE POSTÉRO-INFÉRIEURE)

1 - Arc aortique
2 - Artère pulmonaire gauche
3 - Veine oblique de l'atrium
4 - Grande veine cardiaque
5 - R. atrial intermédiaire gauche
6 - R. circonflexe de l'artère coronaire gauche
7 - Sinus coronaire
8 - Veine postérieure du ventricule gauche
9 - Veine cave supérieure
10 - Artère pulmonaire droite
11 - Veine pulmonaire
12 - R. du nœud sinu-atrial
13 - Veine cave inférieure
14 - R. atrial intermédiaire droit
15 - Artère coronaire droite
16 - R. du nœud atrio-ventriculaire
17 - R. marginal droit
18 - R. interventriculaire postérieur
19 - Veine moyenne du cœur

LE CŒUR

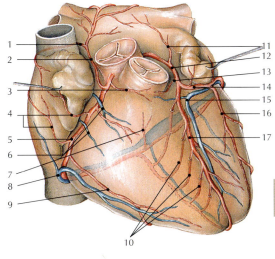

VAISSEAUX DU CŒUR
(VUE ANTÉRIEURE)

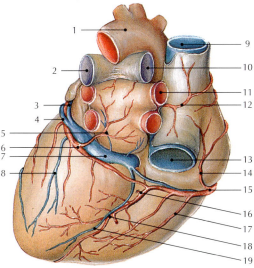

VAISSEAUX DU CŒUR
(VUE POSTÉRO-INFÉRIEURE)

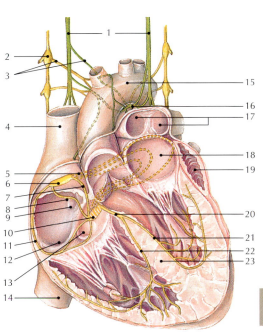

INNERVATION DU CŒUR
(COUPE-VUE ANTÉRIEURE)

51

ARTÈRES DU CORPS
(PARTIE SUPÉRIEURE)

1 - Branche pariétale
2 - Branche frontale
3 - Artère temporale moyenne
4 - Artère zygomatico-orbitaire
5 - Artère transverse de la face
6 - Artère temporale superficielle
7 - Artère maxillaire
8 - Artère auriculaire postérieure
9 - Artère occipitale
10 - Artère pharyngienne ascendante
11 - Artère linguale
12 - Artère carotide externe
13 - Artère cervicale profonde
14 - Artère cervicale ascendante
15 - Artère thyroïdienne inférieure
16 - Artère transverse du cou
17 - Artère vertébrale
18 - Artère scapulaire dorsale
19 - Artère supra dorsale
20 - Artère thoracique latérale
21 - Artère subscapulaire
22 - Artère circonflexe antérieure de l'humérus
23 - Artère circonflexe postérieure de l'humérus
24 - Artère thoraco-dorsale
25 - Artère profonde du bras
26 - Artère nourricière de l'humérus
27 - Artère collatérale ulnaire supérieure
28 - Artère collatérale ulnaire inférieure
29 - Artère collatérale moyenne
30 - Artère collatérale radiale
31 - Artère récurrente ulnaire
32 - Artère récurrente radiale
33 - Artère interosseuse commune
34 - Artère interosseuse postérieure
35 - Artère satellite du nerf radial
36 - Artère interosseuse antérieure
37 - Artère radiale
38 - R. palmaire superficiel
39 - Artère principale du pouce
40 - Artère radiale de l'index
41 - Artères digitales palmaires propres
42 - Artères digitales communes
43 - Artères métacarpiennes palmaires
44 - Arcade palmaire superficielle
45 - Arcade palmaire profonde
46 - R. palmaire profond
47 - Artère ulnaire
48 - Artère faciale
49 - Artère thyroïdienne supérieure
50 - Artère carotide commune
51 - Artère acromio-thoracique
52 - Branche acromiale
53 - Artère brachiale
54 - Artère et veine axillaires
55 - Arc aortique
56 - Aorte thoracique
57 - Artère intercostale postérieure
58 - Veine cave inférieure
59 - Artère phrénique inférieure
60 - Artère gastrique gauche
61 - Tronc cœliaque
62 - Artère surrénale moyenne
63 - Artère mésentérique supérieure
64 - Artère rénale gauche
65 - Artère testiculaire gauche
66 - Aorte abdominale
67 - Artère lombaire
68 - Artère mésentérique inférieure
69 - Artère colique gauche
70 - Artère sigmoïdienne
71 - Artère rectale supérieure
72 - Artère iliaque commune
73 - Artère sacrale médiane
74 - Artère iliaque interne
75 - Artère iliaque externe

LES ARTÈRES PÉRIPHÉRIQUES

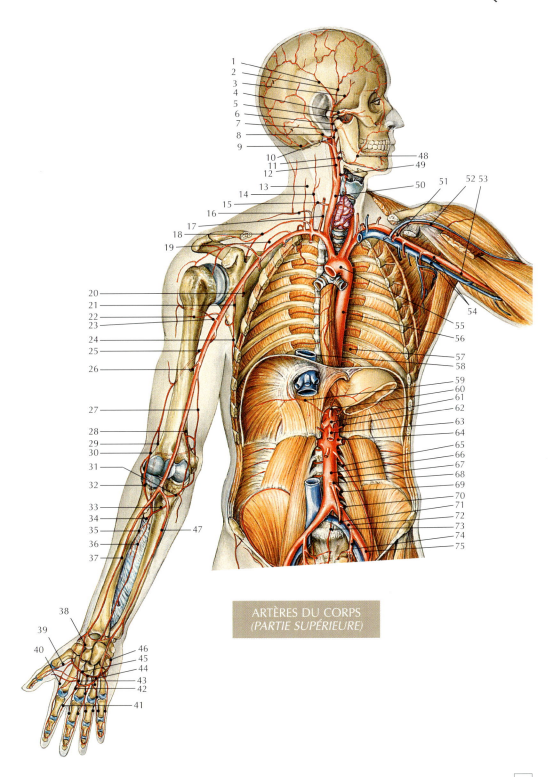

ARTÈRES DU CORPS
(PARTIE SUPÉRIEURE)

ARTÈRES DU CORPS
(PARTIE INFÉRIEURE)

1 - Artère circonflexe iliaque profonde
2 - Artère pudendale (ou honteuse) interne
3 - Artère circonflexe iliaque superficielle
4 - Artère obturatrice
5 - Artères pudendales (ou honteuses) externes
6 - Artère circonflexe médiale de la cuisse
7 - Artère profonde de la cuisse
8 - Artère circonflexe latérale de la cuisse
9 - Branche ascendante
10 - Branche transverse
11 - Artère glutéale inférieure
12 - Artères perforantes
13 - Branche descendante
14 - Anastomose cruciforme
15 - Artère supéro-latérale du genou
16 - Artère inféro-latérale du genou
17 - Artère recurrente tibiale antérieure
18 - Artère recurrente fibulaire antérieure
19 - Artère circonflexe de la fibula
20 - Artère des MM. fibulaires
21 - Artère tibiale antérieure
22 - Branche perforante de l'artère fibulaire
23 - Artère malléolaire antéro-latérale
24 - Artère du sinus du tarse
25 - Artère tarsienne latérale
26 - Artère arquée
27 - Artères perforantes proximales
28 - Artères perforantes distales
29 - Artères digitales dorsales
30 - 1re artère métatarsienne dorsale
31 - Artère plantaire profonde
32 - Artère tarsienne médiale
33 - Artère dorsale du pied
34 - Artère malléolaire antéro-médiale
35 - Artère recurrente tibiale médiale
36 - Artère inféro-médiale du genou
37 - Artère supéro-médiale du genou
38 - Branche saphène
39 - Branche articulaire
40 - Artère descendante du genou
41 - Artère épigastrique inférieure
42 - Glomus coccygien
43 - Artère profonde de la cuisse
44 - Artère fémorale
45 - Artère et veine poplitées
46 - Artère et veine tibiales postérieures

ARTÈRES DU CORPS (PARTIE INFÉRIEURE)

LES ARTÈRES PÉRIPHÉRIQUES

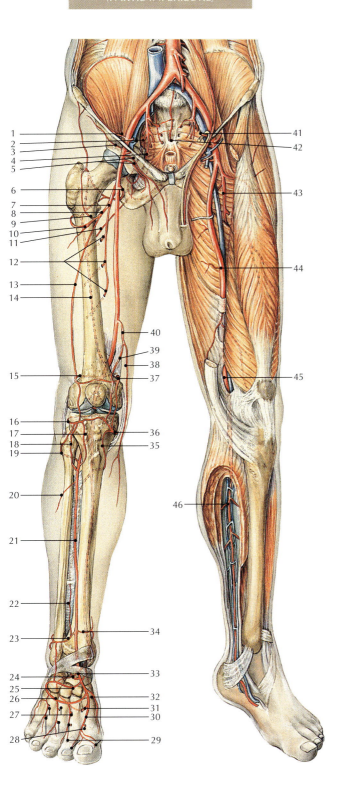

ARTÈRES DE LA MAIN
(VUE PALMAIRE)

1 - M. long fléchisseur du pouce
2 - M. brachio-radial
3 - Artère radiale
4 - M. fléchisseur radial du carpe
5 - M. long abducteur du pouce
6 - Rameau palmaire superficiel
7 - M. opposant du pouce
8 - M. court abducteur du pouce
9 - M. court fléchisseur du pouce
10 - Artère principale du pouce
11 - Artère radiale de l'index

12 - Nerf médian
13 - M. long palmaire
14 - Artère et nerf ulnaires
15 - M. fléchisseur superficiel des doigts
16 - M. fléchisseur profond des doigts
17 - Rameau palmaire profond
18 - Rameau carpien palmaire
19 - Arcade palmaire profonde
20 - Artères métacarpiennes palmaires
21 - Artères digitales palmaires communes
22 - Artères digitales palmaires propres

ARTÈRES DU PIED
(VUE PLANTAIRE)

1 - M. abducteur de l'hallux
2 - Nerf plantaire latéral
3 - Nerf plantaire médial
4 - Artère plantaire médiale
5 - Nerf digital plantaire propre médial
   de l'hallux
6 - Branche superficielle
7 - Branche profonde
8 - Artères et nerfs digitaux plantaires
   communs

9 - Artères et nerfs digitaux
   plantaires propres
10 - M. court fléchisseur des orteils
11 - M. carré plantaire
12 - Artère plantaire latérale
13 - M. adducteur de l'hallux (chef oblique)
14 - Artère digitale plantaire du petit orteil
15 - Arcade plantaire
16 - Artères métatarsiennes plantaires
17 - M. adducteur de l'hallux (chef transverse)

LES ARTÈRES PÉRIPHÉRIQUES

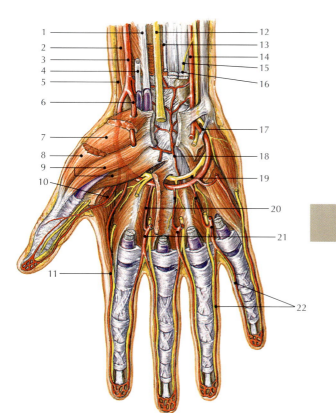

ARTÈRES DE LA MAIN
(VUE PALMAIRE)

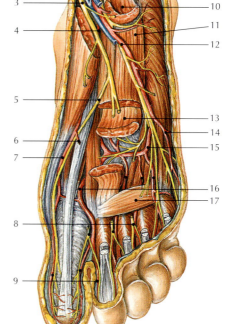

ARTÈRES DU PIED
(VUE PLANTAIRE)

57

ARTÈRES DU COU

1 - Artère palatine descendante
2 - Artères temporales profondes
3 - Artère cérébrale antérieure
4 - Artère ophtalmique
5 - Sinus caverneux
6 - Artère cérébrale moyenne
7 - Artère communicante postérieure
8 - Artère cérébrale postérieure
9 - Artère cérébelleuse supérieure
10 - Artère labyrinthique
11 - Artère basillaire
12 - Artère cérébelleuse antéro-inférieure
13 - Artère occipitale
14 - Artère pharyngienne ascendante
15 - Artère carotide interne
16 - Artère vertébrale
17 - Artère carotide commune
18 - Artère cervicale ascendante
19 - Artère laryngée inférieure
20 - Artère transverse superficielle
21 - Artère cervicale profonde
22 - Artère intercostale suprême
23 - Artère scapulaire dorsale
24 - Tronc thyro-cervical
25 - Artère subclavière
26 - Artère supra-scapulaire
27 - Arthère thoracique interne
28 - Tronc brachio-céphalique
29 - Artère sphéno-palatine
30 - Artère infra-orbitaire
31 - Artère alvéolaire postéro-supérieure
32 - Artère buccale
33 - Artère massétérique
34 - Artère maxillaire
35 - Artère alvéolaire inférieure
36 - Artère méningée moyenne
37 - Artère temporale superficielle
38 - Artère palatine ascendante
39 - Artère faciale
40 - Artère linguale
41 - Artère carotide externe
42 - Artère laryngée supérieure
43 - Artère thyroïdienne supérieure
44 - Rameau crico-thyroïdien
45 - Artère thyroïdienne inférieure
46 - Artère transverse du cou

VEINES DE LA TÊTE

1 - Veines cérébrales internes
2 - Veine caudée longitudinale
3 - Veine émissaire
4 - Grande veine cérébrale (de Galien)
5 - Veine basale
6 - Sinus droit
7 - Veine vermienne supérieure
8 - Sinus pétreux supérieur
9 - Confluent des sinus
10 - Sinus transverse
11 - Plexus basilaire
12 - Sinus occipital
13 - Sinus pétreux inférieur
14 - Plexus veineux suboccipital
15 - Veine occipitale
16 - Veine auriculaire postérieure
17 - Veines maxillaires
18 - Veine cervicale médiane
19 - Veine jugulaire postérieure
20 - Veine cervicale profonde
21 - Veine cervicale accessoire
22 - Veine jugulaire externe
23 - Veine jugulaire interne
24 - Veine rétro-mandibulaire
25 - Sinus sagittal supérieur
26 - Sinus sagittal inférieur
27 - Veine choroïdienne
28 - Veine thalamo-striée
29 - Veine septale postérieure
30 - Veine septale antérieure
31 - Veines ophtalmiques supérieure et inférieure
32 - Veine supra-trochléaire
33 - Veine lacrymale
34 - Sinus caverneux
35 - Veine angulaire
36 - Veines nasales externes
37 - Plexus ptérygoïdien
38 - Veine profonde de la face
39 - Veine labiale supérieure
40 - Veine labiale inférieure
41 - Veine faciale
42 - Veine submentale
43 - Veine sublinguale
44 - Veine linguale
45 - Veine thyroïdienne supérieure

LES VAISSEAUX DE LA TÊTE ET DU COU

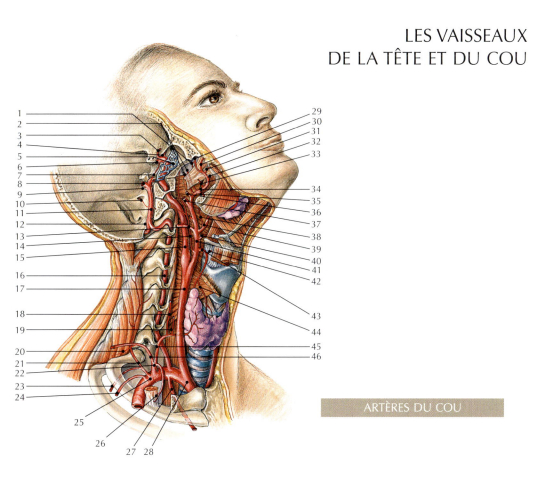

ARTÈRES DU COU

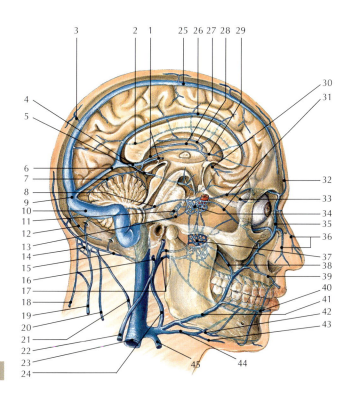

VEINES DE LA TÊTE

VEINES ET LYMPHATIQUES PARIÉTAUX ET SUPERFICIELS
PARTIE SUPÉRIEURE DU CORPS

1 - Nœuds préauriculaires
2 - Veine auriculaire postérieure
3 - Nœuds infra-auriculaires
4 - Veine occipitale
5 - Nœuds occipitaux
6 - Nœuds subparotidiens
7 - Nœuds mastoïdiens
8 - Veine cervicale accessoire
9 - Veine jugulaire externe et
    nœuds cervicaux superficiels
10 - Veine jugulaire postérieure
11 - Veine transverse du cou
12 - Veine anastomotique
13 - Veine supra-scapulaire
14 - Nœuds supra-claviculaires
15 - Conduit lympathique droit
16 - Veine dorsale de la scapula
17 - Veine thoracique interne droite
18 - Veine péricardiaco-phrénique droit
19 - Veine intercostale supérieure
20 - Veine cave supérieure
21 - Veine azygos
22 - Veines brachiales
23 - Nœud latéro-cave
24 - Veine iliaque commune
25 - Veine circonflexe iliaque profonde
26 - Veine épigastrique inférieure
27 - Veine circonflexe iliaque superficielle
28 - Veine fémorale
29 - Veines pudendales externes
    (ou honteuses externes)
30 - Veine saphène latérale accessoire
31 - Veine saphène médiale accessoire
32 - Veine grande saphène
33 - Veine temporale superficielle
34 - Veine supra-orbitaire
35 - Veine angulaire
36 - Nœuds parotidiens
37 - Nœud naso-labial
38 - Nœud buccinateur
39 - Veine faciale

40 - Nœuds mandibulaires
41 - Nœuds submandibulaires
42 - Nœuds submentaux
43 - Veine jugulaire antérieure
44 - Nœuds jugulaires latéraux
45 - Nœuds prétrachéaux
46 - Veine subclavière
47 - Nœuds apicaux
48 - Veine acromiale
49 - Nœuds axillaires centraux
50 - Nœuds axillaires latéraux
51 - Veine axillaire
52 - Nœud cubital
53 - Nœuds subscapulaires
54 - Veine hémi-azygos accessoire
55 - Nœud intercostal
56 - Nœuds brachiaux
57 - Conduit thoracique
58 - Veine hémi-azygos
59 - Citerne du chyle
60 - Troncs intestinaux
61 - Veine cave inférieure
62 - Veine rénale gauche
63 - Veine lombaire ascendante
64 - Veine testiculaire gauche
65 - Nœud latéro-aortique
66 - Nœud préaortique
67 - Nœud lombaire intermédiaire
68 - Nœud subaortique
69 - Nœuds iliaques communs
70 - Veine sacrale médiane
71 - Nœuds inguinaux latéraux
72 - Nœuds iliaques externes
73 - Veine et nœuds iliaques internes
74 - Nœuds obturateurs
75 - Veine sacrale latérale
76 - Nœuds inguinax médiaux
77 - Nœuds inguinaux inférieurs
78 - Veine dorsale
    superficielle du pénis

LES VEINES ET LYMPHATIQUES

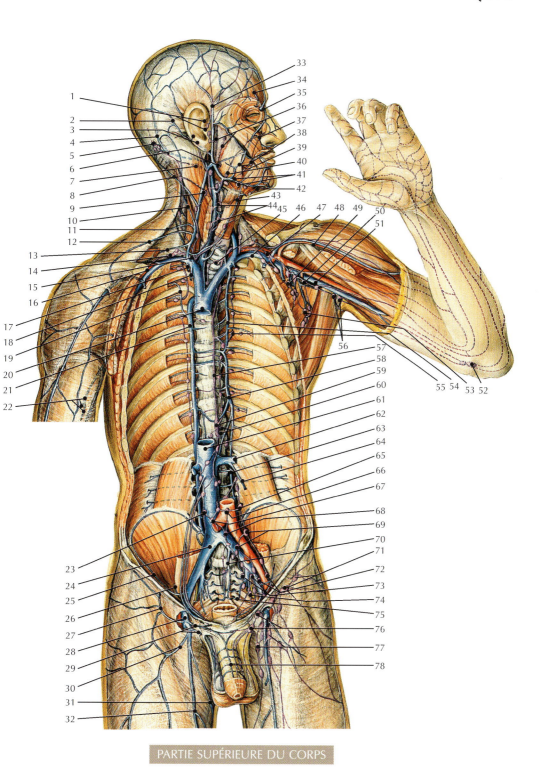

PARTIE SUPÉRIEURE DU CORPS

VEINES DU MEMBRE SUPÉRIEUR (VUE ANTÉRIEURE)

1 - Veine dorsale de la scapula
2 - Veine axillaire
3 - Veines brachiales
4 - Veine céphalique
5 - Veine basilique
6 - Veine basilique intermédiaire
7 - Veine céphalique intermédiaire
8 - Veine intermédiaire du coude
9 - Veine intermédiaire de l'avant-bras
10 - Réseau veineux palmaire superficiel
11 - Arcade veineuse palmaire superficielle

NŒUD LYMPHATIQUE (COUPE LONGITUDINALE)

1 - Vaisseau lymphatique afférent
2 - Sinus lymphatique
3 - Centre germinal du nodule lymphatique
4 - Couronne du nodule lymphatique
5 - Cortex
6 - Capsule
7 - Trabécule
8 - Medulla
9 - Vaisseau lymphatique efférent
10 - Hile
11 - Artère
12 - Veine

LES VEINES ET LYMPHATIQUES

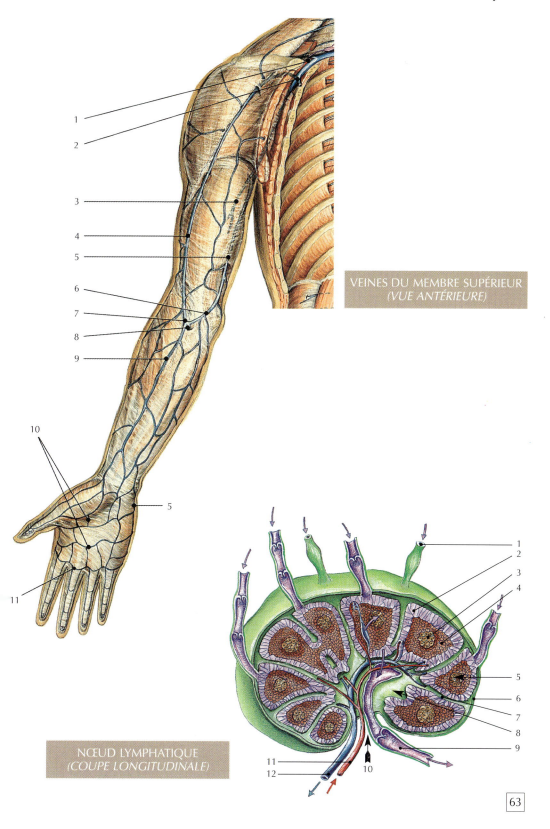

VEINES DU MEMBRE SUPÉRIEUR *(VUE ANTÉRIEURE)*

NŒUD LYMPHATIQUE *(COUPE LONGITUDINALE)*

VEINES ET LYMPHATIQUES PARIÉTAUX ET SUPERFICIELS
PARTIE INFÉRIEURE DU CORPS

1 - Veine iliaque commune
2 - Veine circonflexe iliaque profonde
3 - Veine épigastrique inférieure
4 - Veine circonflexe iliaque superficielle
5 - Veine fémorale
6 - Veines pudendales externes
    (ou honteuses externes)
7 - Veine saphène latérale accessoire
8 - Veine saphène médiale accessoire
9 - Veine grande saphène
10 - Veine marginale latérale
11 - Veines métatarsiennes dorsales
12 - Anastomose intersaphène
13 - Nœuds poplités profonds
14 - Nœuds poplités superficiels
15 - Veine petite saphène
16 - Veine grande saphène
17 - Réseau veineux dorsal
18 - Veine marginale médiale
19 - Arcade veineuse dorsale du pied
20 - Veines intercapitales
21 - Veines digitales dorsales
22 - Réseau veineux unguéal
23 - Veine sacrale médiane
24 - Nœuds inguinaux latéraux
25 - Nœuds iliaques externes
26 - Veine et nœuds iliaques internes
27 - Nœuds obturateurs
28 - Veine sacrale latérale
29 - Nœuds inguinaux médiaux
30 - Nœuds inguinaux inférieurs
31 - Veine dorsale superficielle du pénis

LES VEINES ET LES LYMPHATIQUES

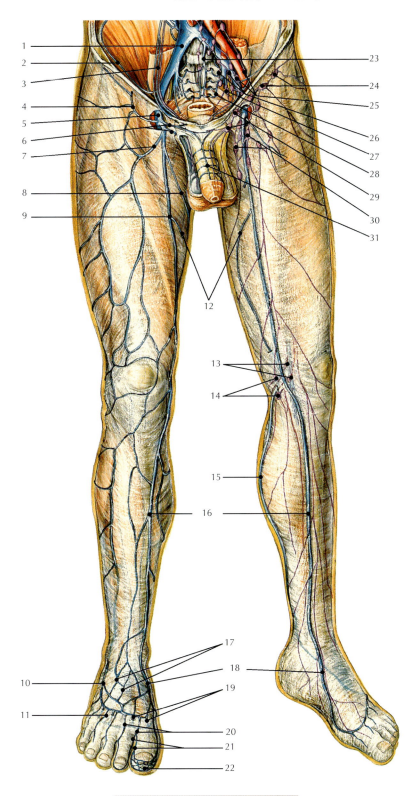

PARTIE INFÉRIEURE DU CORPS

VEINES ET LYMPHATIQUES VISCÉRAUX DE L'ABDOMEN

1 - Conduit thoracique
2 - Veine azygos
3 - Veine cave inférieure
4 - Nœuds phréniques supérieurs
5 - Veines hépatiques
6 - Nœuds cœliaques
7 - Veine porte et nœuds hépatiques
8 - Vésicule biliaire
9 - Nœuds pancréatico-duodénaux
supérieurs
10 - Veine pancréatico-duodénale
postérieure
11 - Veine pancréotico-duodénale
antérieure
12 - Nœuds pancréatico-duodénaux
inférieurs
13 - Veine et nœuds coliques droits
14 - Nœuds mesentériques
15 - Veine et nœuds iléo-coliques
16 - Nœuds précæcaux
17 - Nœuds juxta-intestinaux
18 - Nœuds appendiculaires
19 - Veines iléales
20 - Nœuds iliaques internes
21 - Veine pudendale honteuse interne
22 - Veine rectale moyenne
23 - Nœuds inguinaux médiaux
24 - Nœuds pararectaux
25 - Veine rectale inférieure

26 - Aorte
27 - Œsophage
28 - Veine et nœuds gastriques droits
29 - Estomac
30 - Veine et nœuds gastriques gauches
31 - Nœuds spléniques
32 - Rate
33 - Nœuds pancréatiques supérieurs
34 - Pancréas
35 - Nœuds pancréatiques inférieurs
36 - Veines et nœuds gastro-omentaux
droits et gauches
37 - Veine splénique
38 - Veine et nœuds mésentériques
supérieurs
39 - Veine mésentérique inférieure
40 - Veines jéjunales
41 - Veine colique droite
42 - Nœud colique droit
43 - Nœud para-colique
44 - Nœud épicolique
45 - Veine sigmoïde supérieure
46 - Artère et nœuds mésentériques
inférieurs
47 - Nœuds sigmoïdiens
48 - Veine et nœuds rectaux supérieurs
49 - Côlon sigmoïde
50 - Rectum
51 - Canal anal

LES VEINES ET LYMPHATIQUES

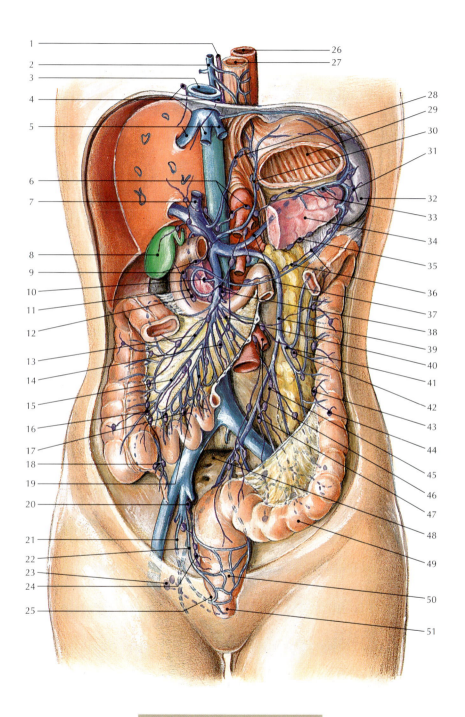

VEINES ET LYMPHATIQUES
VISCÉRAUX DE L'ABDOMEN

POUMONS IN SITU *(VUE ANTÉRIEURE)*

1 - Clavicule
2 - Sternum
3 - Vestiges du thymus
4 - Plèvre médiastinale
5 - Lobe supérieur droit
6 - Scissure horizontale droite
7 - Péricarde
8 - Lobe moyen
9 - Scissure oblique droite
10 - Lobe inférieur droit

11 - Plèvre costale
12 - Plèvre diaphragmatique
13 - Diaphragme
14 - Récessus phrénico-médiastinal
15 - Coupole pleurale
16 - Lobe supérieur gauche
17 - Scissure oblique gauche
18 - Lobe inférieur gauche
19 - Récessus costo-diaphragmatique
      gauche

SEGMENTS PULMONAIRES DROITS

Lobe supérieur
 1 - Segment apical (S I)
 2 - Segment postérieur (S II)
 3 - Segment antérieur (S III)

Lobe moyen
 4 - Segment latéral (S IV)
 5 - Segment médial (S V)

Lobe inférieur
 6 - Segment apical ou supérieur (S VI)
 7 - Segment basal médial ou cardiaque (S VII)
 8 - Segment basal antérieur (S VIII)
 9 - Segment basal latéral (S IX)
10 - Segment basal postérieur (S X)

11 - Hile pulmonaire droit

SEGMENTS PULMONAIRES GAUCHES

Lobe supérieur
 1 - Segment apical (S I)
 2 - Segment postérieur (S II)
 3 - Segment antérieur (S III)
 4 - Segment lingulaire supérieur (S IV)
 5 - Segment lingulaire inférieur (S V)

Lobe inférieur
 6 - Segment apical
      ou supérieur (S VI)
 7 - Segment basal médial
      ou cardiaque (S VII)
 8 - Segment basal antérieur (S VIII)
 9 - Segment basal latéral (S IX)
10 - Segment basal postérieur (S X)

11 - Hile pulmonaire gauche

N.B. : le segment apico-postérieur est formé des segments SI et SII, souvent fusionnés, dans le lobe supérieur gauche

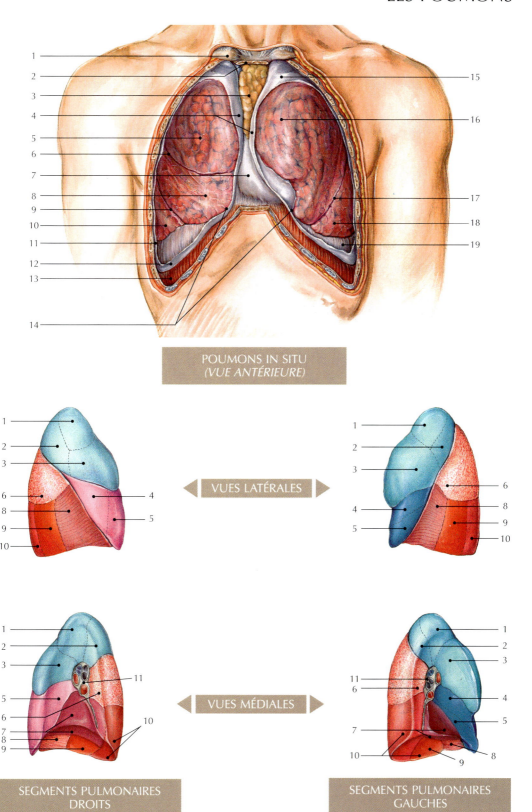

ARBRE BRONCHIQUE ET VAISSEAUX PULMONAIRES

1 - Bronches principales

Bronches et vaisseaux segmentaires droits :

2 - Bronche (BI) et rameaux apicaux
3 - Bronche (BII) et rameaux postérieurs
4 - Bronche (BIII) et rameaux antérieurs
5 - Bronche (BVI) et rameaux apicaux ou supérieurs
6 - Bronche (BIV) et rameaux latéraux
7 - Bronche (BV) et rameaux médiaux
8 - Bronche (BVIII) et rameaux basaux antérieurs
9 - Bronche (BIX) et rameaux basaux latéraux
10 - Bronche (BX) et rameaux basaux postérieurs
11 - Bronche (BVII) et rameaux basaux médiaux ou cardiaques

12 - Veine pulmonaire inférieure droite
13 - Veine pulmonaire supérieure droite
14 - Artère pulmonaire droite
15 - Trachée
16 - Aorte

Bronches et vaisseaux segmentaires gauches :

17 - Bronche (BI) et rameaux apicaux
18 - Bronche (BII) et rameaux postérieurs
19 - Bronche (BIII) et rameaux antérieurs
20 - Bronche (BIV) et rameaux lingulaires supérieurs
21 - Bronche (BV) et rameaux lingulaires inférieurs
22 - Bronche (BVI) et rameaux apicaux ou supérieurs
23 - Bronche (BVIII) et rameaux basaux antérieurs
24 - Bronche (BIX) et rameaux basaux latéraux
25 - Bronche (BX) et rameaux basaux postérieurs
26 - Bronche (BVII) et rameaux basaux médiaux ou cardiaques

27 - Veine pulmonaire inférieure gauche
28 - Veine pulmonaire supérieure gauche
29 - Artère pulmonaire gauche
30 - Tronc pulmonaire

ARBRE BRONCHIQUE ET ALVÉOLAIRE

1 - Tunique adventicielle
2 - Fibres élastiques longitudinales
3 - Myocytes lisses
4 - Bronchiole terminale
5 - Bronchiole respiratoire
6 - Atrium alvéolaire
7 - Conduit alvéolaire
8 - Septum
9 - Saccule alvéolaire
10 - Bronchiole
11 - Artériole pulmonaire
12 - Veinule pulmonaire
13 - Alvéole pulmonaire
14 - Capillaire subpleural

LES POUMONS

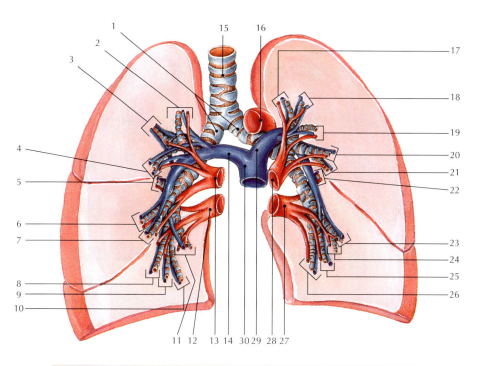

ARBRE BRONCHIQUE ET VAISSEAUX PULMONAIRES

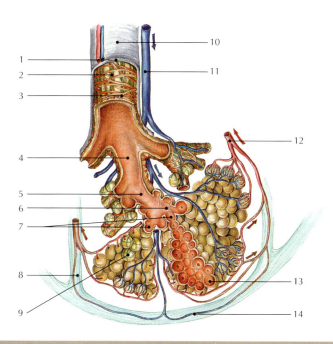

ARBRE BRONCHIQUE ET ALVÉOLAIRE

GLANDES SALIVAIRES

 1 - Rameau du nerf facial
 2 - Papille parotidienne
 3 - Glande parotide
 4 - Conduit parotidien
 5 - Muscle buccinateur
 6 - Corps adipeux de la bouche
 7 - Muscle masséter
 8 - Muscle digastrique
 9 - Ostiums des conduits sublinguaux
10 - Ostium du conduit submandibulaire
11 - Glande sublinguale
12 - Conduit submandibulaire
13 - Nerf lingual
14 - Ganglion submandibulaire
15 - Glande submandibulaire

CAVITÉ ORALE
(BOUCHE OUVERTE)

 1 - Vestibule oral
 2 - Muscle buccinateur
 3 - Isthme du gosier
 4 - Platysma
 5 - Vestibule oral
 6 - Lèvre inférieure
 7 - Lèvre supérieure
 8 - Frein de la lèvre supérieure
 9 - Gencive supérieure
10 - Raphé du palais dur
11 - Arc palato-glosse
12 - Arc palato-pharyngien
13 - Uvule palatine
14 - Tonsille palatine
15 - Papilles circumvallées
16 - Dos de la langue
17 - Sillon médian de la langue
18 - Apex de la langue
19 - Gencive inférieure
20 - Frein de la lèvre inférieure

LA BOUCHE ET LES GLANDES SALIVAIRES

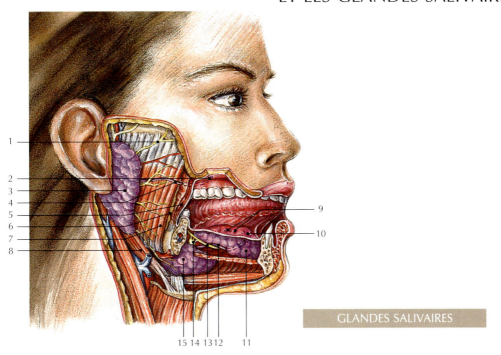

GLANDES SALIVAIRES

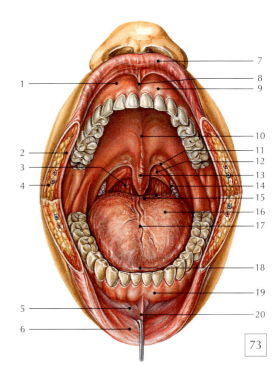

CAVITÉ ORALE
(BOUCHE OUVERTE)

73

NERFS DE LA BOUCHE

1 - Grand nerf pétreux superficiel
2 - Ganglion géniculé
3 - Nerf facial
4 - Corde du tympan
5 - Nerf auriculo-temporal
6 - Rameau auriculaire postérieur
7 - Artère carotide interne
8 - Nerf alvéolaire inférieur
9 - Muscle ptérygoïdien médial
10 - Nerf lingual
11 - Ganglion submandibulaire
12 - Glande submandibulaire
13 - Artère faciale
14 - Muscle stylo-hyoïdien
15 - Ganglion trigéminal
16 - Nerf mandibulaire
17 - Nerf maxillaire
18 - Nerf ophtalmique
19 - Ganglion ptérygo-palatin
20 - Nerf alvéolaire supéro-postérieure
21 - Nerf buccal
22 - Muscle ptérygoïdien latéral
23 - Muscle buccinateur
24 - Plexus dentaire
25 - Conduit submandibulaire
26 - Nerf mentonnier
27 - Rameaux dentaires
28 - Muscle digastrique
29 - Arc tendineux du muscle digastrique

DENT ET SON ENVIRONNEMENT (COUPE SAGITTALE)

A - Couronne de la dent
a - Couronne clinique
B - Collet de la dent
C - Racine de la dent
c - Racine clinique
D - Foramen de l'apex de la dent
1 - Tubercule de la dent
2 - Muscle génio-glosse
3 - Os alvéolaire
4 - Rameaux dentaires vasculaire et
   nerveux
5 - Lèvre inférieure
6 - Émail
7 - Dentine
8 - Tubules de la dentine
9 - Prédentine
10 - Sillon gingival
11 - Muscle orbiculaire de la bouche
12 - Odontoblaste
13 - Ligament gingival
14 - Couche granulaire de la racine
    de la dent
15 - Cavité pulpaire
16 - Cément
17 - Vestibule
18 - Périodonte et ligament dento-alvéolaire
19 - Muscle abaisseur de la lèvre inférieure
20 - Glande labiale
21 - Glande sébacée
22 - Muscle mentonnier

LES DENTS

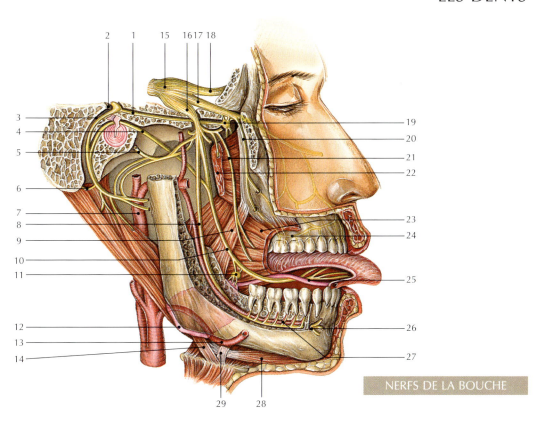

NERFS DE LA BOUCHE

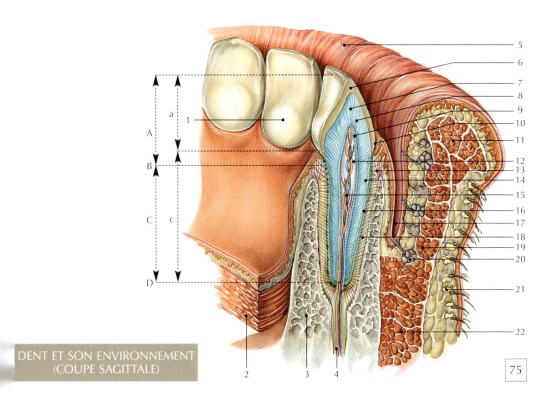

DENT ET SON ENVIRONNEMENT
(COUPE SAGITTALE)

75

NOMENCLATURE INTERNATIONALE DE L'OMS

(NUMÉROS DE REPÉRAGE DES DENTS)

DENTS PERMANENTES (BLEU)

18	17	16	15	14	13	12	11	21	22	23	24	25	26	27	28
48	47	46	45	44	43	42	41	31	32	33	34	35	36	37	38

DENTS DÉCICUALES (BLANC)

55	54	53	52	51	61	62	63	64	65
85	84	83	82	81	71	72	73	74	75

DENTS DÉCIDUALES (BLANCS) ET PERMANENTES (BLEU)

1 - Incisive centrale (7A)
2 - Incisive latérale (8A)
3 - Canine (16-20M)
4 - Incisive latérale (8-10M)
5 - Incisive centrale (8-10M)
6 - Incisive centrale (6-9M)
7 - Incisive latérale (15-20M)
8 - Canine (15-21M)
9 - Incisive centrale (7A)
10 - Incisive latérale (8A)
11 - Canine (11-12A)
12 - 1re prémolaire (9A)
13 - Canine (11-12A)
14 - 1re prémolaire (9A)
15 - 2e prémolaire (10A)
16 - 1re prémolaire (6A)
17 - 2e molaire (12-13A)
18 - 1re molaire (15-21M)
19 - 2e molaire (20-24M)
20 - Canal mandibulaire
21 - 2e molaire (12-13A)
22 - 1re molaire (6A)
23 - 2e prémolaire (10A)

OCCLUSION ENGRENANTE DENTS PERMANENTES

1 - Incisives centrales
2 - Incisives latérales
3 - Canines
4 - 1res prémolaires
5 - 2e prémolaires
6 - 1res molaires
7 - 2e molaires
8 - 3e molaires ou dents de sagesse

LES DENTS

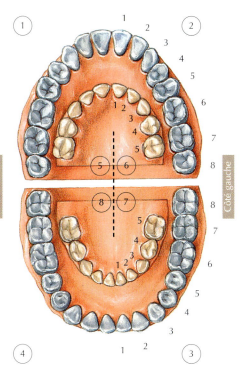

NOMENCLATURE INTERNATIONALE DE L'OMS

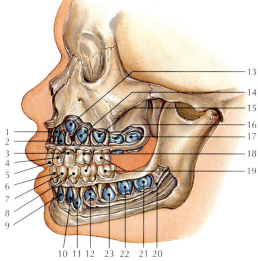

DENTS DÉCIDUALES (BLANCS) ET PERMANENTES (BLEU)

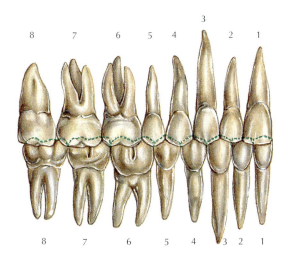

OCCLUSION ENGRENANTE DENTS PERMANENTES

CONFIGURATION GÉNÉRALE DE L'APPAREIL DIGESTIF

1 - Cavité orale
2 - Pharynx
3 - Ligament falciforme
4 - Foie
5 - Vésicule biliaire
6 - Duodénum
7 - Pancréas
8 - Côlon ascendant
9 - Cæcum
10 - Appendice vermiforme
11 - Langue
12 - Larynx
13 - Trachée
14 - Aorte thoracique
15 - Œsophage
16 - Diaphragme
17 - Estomac
18 - Rate
19 - Tronc cœliaque
20 - Côlon transverse
21 - Jéjunum
22 - Côlon descendant
23 - Iléum
24 - Côlon sigmoïde
25 - Rectum
26 - Muscle sphincter externe de l'anus

L'APPAREIL DIGESTIF

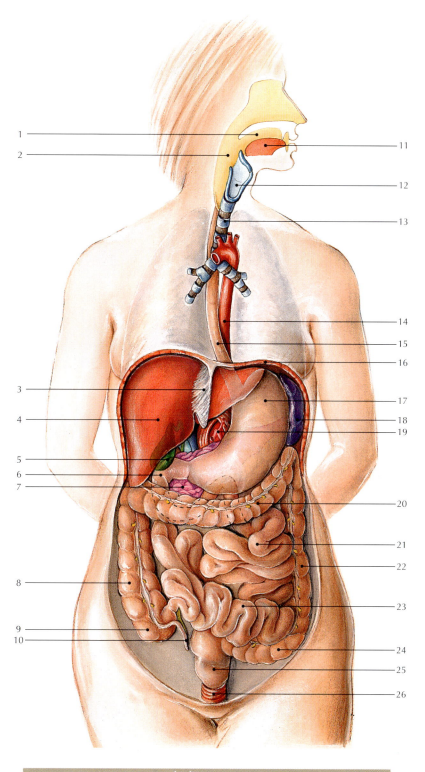

CONFIGURATION GÉNÉRALE DE L'APPAREIL DIGESTIF

STRUCTURE DE L'ESTOMAC

1 - Cardia
2 - Petite courbure
3 - Sphincter pylorique
4 - Orifice pylorique
5 - Canal pylorique
6 - Incisure cardiale
7 - Fundus
8 - Séreuse
9 - Couche longitudinale
10 - Couche circulaire
11 - Muqueuse
12 - Fibres obliques
13 - Grande courbure
14 - Grand omentum

STRUCTURES DU COLON (A) ET DE L'INTESTIN GRÊLE (B)

1 - Angle colique droit
2 - Côlon ascendant
3 - Appendice épiploïque
4 - Ténia du côlon
5 - Orifice iléo-cæcal
6 - Frein de la valve iléo-cæcale
7 - Cæcum
8 - Haustration du côlon
9 - Mésocôlon transverse
10 - Muqueuse
11 - Sous-muqueuse
12 - Séreuse
13 - Couche circulaire
14 - Couche longitudinale
15 - Muqueuse
16 - Sous-muqueuse
17 - Couche circulaire
18 - Appendice vermiforme
19 - Orifice de l'appendice
      vermiforme

L'APPAREIL DIGESTIF

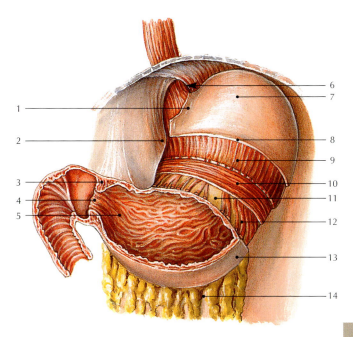

STRUCTURE DE L'ESTOMAC

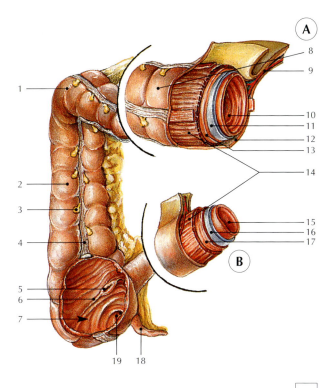

STRUCTURES DU COLON (A) ET DE L'INTESTIN GRÊLE (B)

81

RÉGION SUPRA-MÉSOCOLIQUE *(VUE ANTÉRIEURE)*

1 - Ligament rond du foie
2 - Diaphragme
3 - Lobe droit du foie
4 - Vésicule biliaire
5 - Petit omentum
6 - Bourse omentale
7 - Angle duodénal supérieur
8 - Rein droit
9 - Partie pylorique
10 - Ligament phrénico-colique droit
11 - Angle colique droit
12 - Ligament falciforme
13 - Veine cave inférieure
14 - Veine azygos

15 - Conduit thoracique
16 - Aorte thoracique
17 - Œsophage thoracique
18 - Péricarde
19 - Lobe gauche du foie
20 - Appendice fibreux du foie
21 - Fundus de l'estomac
22 - Œsophage abdominal
23 - Rate
24 - Ligament phrénico-colique gauche
25 - Grand omentum et côlon transverse

BOURSE OMENTALE *(AVEC RÉSECTION DE L'ESTOMAC)*

1 - Lobe carré du foie
2 - Vésicule biliaire
3 - Lobe caudé
4 - Foramen épiploïque
5 - Ligament hépato-duodénal
6 - Pli hépato-pancréatique
7 - Partie supérieure du duodénum
8 - Ligament gastro-hépatique
9 - Pli gastro-pancréatique

10 - Œsophage abdominal
11 - Surrénale et rein gauche
12 - Rate
13 - Ligament gastro-splénique
14 - Pancréas
15 - Mésocôlon transverse
16 - Côlon transverse
17 - Ligament gastro-colique et racine
    du grand omentum

L'APPAREIL DIGESTIF

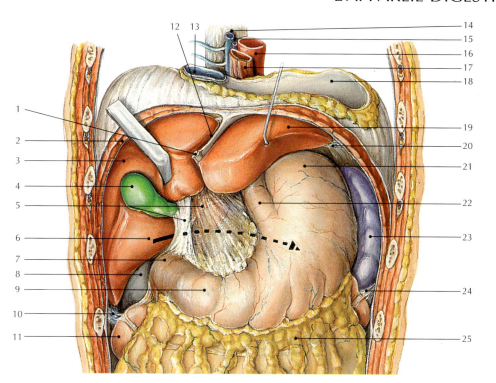

RÉGION SUPRA-MÉSOCOLIQUE (VUE ANTÉRIEURE)

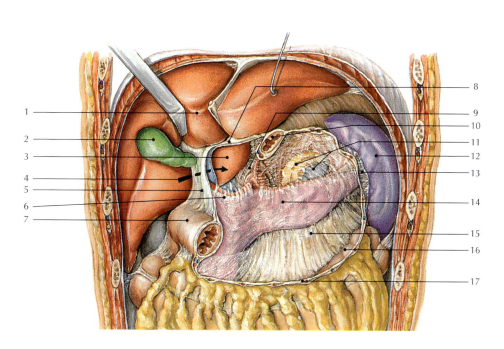

BOURSE OMENTALE (AVEC RÉSECTION DE L'ESTOMAC)

83

FOIE
(VUE POSTÉRO-INFÉRIEURE)

1 - Fosse du conduit veineux
2 - Empreinte gastrique
3 - Processus papillaire
4 - Tubercule omental
5 - Veine porte
6 - Ligament rond
7 - Lobe carré
8 - Vésicule biliaire
9 - Ligament triangulaire gauche
10 - Ligament falciforme
11 - Lobe caudé
12 - Veine cave inférieure
13 - Diaphragme
14 - Ligament triangulaire droit
15 - Empreinte surrénale
16 - Processus caudé
17 - Empreinte rénale
18 - Empreinte duodénale
19 - Empreinte colique

STRUCTURE HÉPATIQUE

1 - Veine centrale
2 - Hépatocyte
3 - Canalicule biliaire
4 - Veine sinusoïde
5 - Rameau d'une veine hépatique
6 - Veine sublobulaire
7 - Lobule hépatique
8 - Lames hépatiques
9 - Ductule biliaire
10 - Veine interlobulaire
11 - Artère interlobulaire
12 - Veine lymphatique
13 - Rameau de la veine porte
14 - Tissu conjonctif

LE FOIE

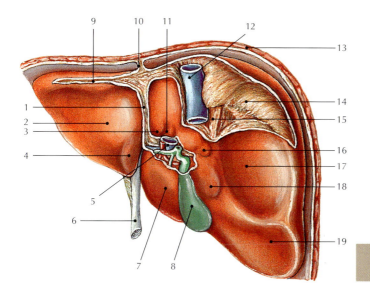

**FOIE
(VUE POSTÉRO-INFÉRIEURE)**

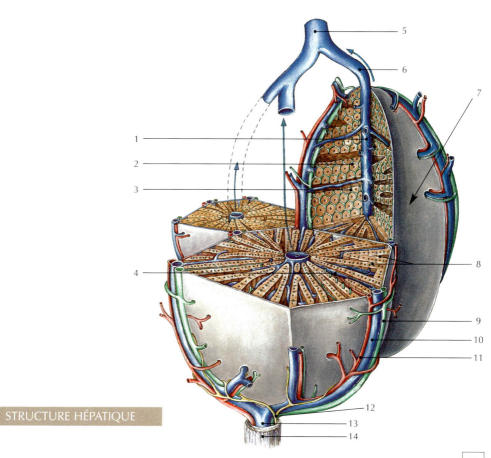

STRUCTURE HÉPATIQUE

85

VAISSEAUX INTRA-HÉPATIQUES (DISTRIBUTION SEGMENTAIRE)

 1 - Veine hépatique droite
 2 - Vésicule biliaire
 3 - Veine cave inférieure
 4 - Veine hépatique moyenne
 5 - Veine hépatique gauche
 6 - Fissure hépatique gauche
 7 - Ligament rond
 8 - Artère hépatique propre
 9 - Veine porte
10 - Conduit hépatique

SEGMENTS HÉPATIQUES (VUE ANTÉRIEURE D'UN FOIE FRAGMENTÉ)

 1 - Veine hépatique moyenne
 2 - Veine hépatique droite
 3 - Segment postéro-supérieur
 4 - Segment antéro-supérieur
 5 - Segment postéro-inférieur
 6 - Segment antéro inférieur
 7 - Fissure droite
 8 - Fissure principale
 9 - Veine porte
10 - Veine cave supérieure
11 - Veine hépatique gauche
12 - Lobe caudé
13 - Segment médio-supérieur
14 - Segment latéro-supérieur
15 - Segment latéro-inférieur
16 - Segment médio-inférieur
17 - Fissure gauche

LE FOIE

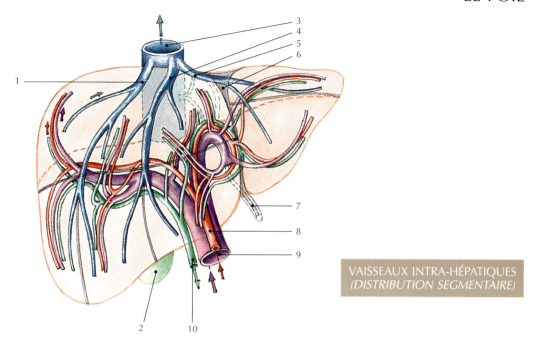

VAISSEAUX INTRA-HÉPATIQUES
(DISTRIBUTION SEGMENTAIRE)

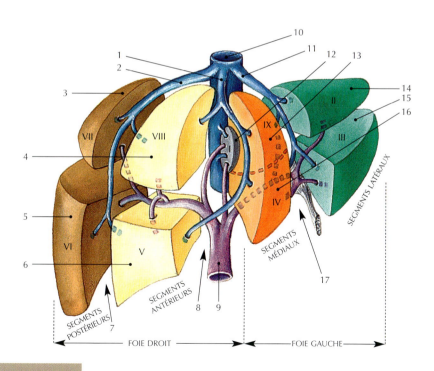

SEGMENTS HÉPATIQUES
(VUE ANTÉRIEURE D'UN FOIE FRAGMENTÉ)

PANCRÉAS ET VOIES BILIAIRES *(VUE ANTÉRIEURE)*

1 - Foie
2 - Artère cystique
3 - Col
4 - Conduit cystique
5 - Conduit cholédoque
6 - Artère gastro-duodénale
7 - Corps
8 - Fundus
9 - Papille duodénale mineure
10 - Partie descendante du duodénum
11 - Conduit pancréatique accessoire
12 - Papille duodénoale majeure
13 - Tête du pancréas
14 - Partie horizontale du duodénum
15 - Processus unciné du pancréas
16 - Conduit hépatique commun
17 - Artère hépatique propre
18 - Artère gastrique droite
19 - Artère gastrique gauche
20 - Artère hépatique commune
21 - Artère splénique
22 - Queue du pancréas
23 - Conduit pancréatique
24 - Corps du pancréas
25 - Angle duodéno-jéjunal
26 - Artère et veine mésentériques supérieures

LE PANCRÉAS ET LES VOIES BILIAIRES

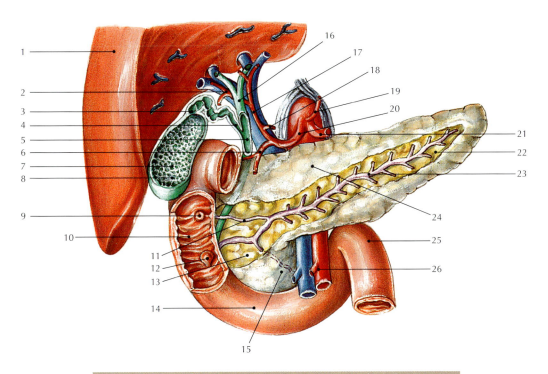

PANCRÉAS ET VOIES BILIAIRES *(VUE ANTÉRIEURE)*

89

REINS EN PLACE

1 - Diaphragme
2 - Veine hépatique
3 - Glande surrénale droite
4 - Veine cave inférieure
5 - Calice majeur
6 - Calice mineur
7 - Pelvis rénal
8 - Nerf subcostal
9 - Nerf ilio-hypogastrique
10 - Nerf ilio-inguinal
11 - Uretère
12 - Nerf cutané latéral de la cuisse
13 - Artère et veine ovariques
14 - Nerf génito-fémoral
15 - Nerf fémoral

16 - Ovaire et trompes
17 - Utérus
18 - Vessie
19 - Œsophage
20 - Glande surrénale gauche
21 - Tronc cœliaque
22 - Artère et veine rénales
23 - Artère mésentérique supérieure
24 - Rein gauche
25 - Aorte
26 - Artère mésentérique inférieure
27 - Artère et veine ovariques gauches
28 - Muscle grand psoas
29 - Muscle iliaque
30 - Rectum

SEGMENTS DU REIN
(VUE ANTÉRO-MÉDIALE)

1 - Segment supérieur
2 - Segment antéro-supérieur
3 - Segment postérieur
4 - Artère rénale
5 - Segment antéro-inférieur
6 - Segment inférieur

ARTÈRES INTRA-RÉNALES

1 - Lobule rénal
2 - Pyramide rénale
3 - Colonne rénale
4 - Capsule fibreuse
5 - Arcades artérielles
6 - Artériole interlobulaire
7 - Artère interlobaire
8 - Artère segmentaire
9 - Artère rénale
10 - Veine rénale
11 - Pelvis rénal
12 - Rameau urétérique
13 - Uretère

LE REIN

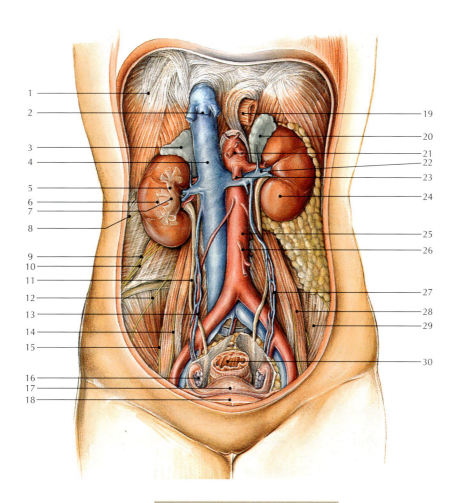

REINS EN PLACE

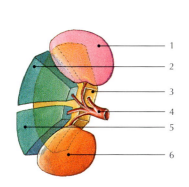

SEGMENTS DU REIN
(VUE ANTÉRO-MÉDIALE)

ARTÈRES
INTRA-RÉNALES

STRUCTURE DU REIN

1 - Veinules étoilées
2 - Artère et veine interlobulaires
3 - Glomérule
4 - Artériole afférente
5 - Artérioles droites
6 - Veinules droites
7 - Veine interlobaire
8 - Artère interlobaire
9 - Tubule collecteur
10 - Vaisseaux corticaux périphériques
11 - Partie contournée du lobule
12 - Partie radiée du lobule
13 - Artère et veine arquées
14 - Anse du néphron
15 - Pyramide rénale
A - Capsule fibreuse
B - Cortex
B1 - Zone externe (ou périphérique)
B2 - Zone interne (ou juxtamédulaire)
C - Medulla
D - Aire criblée

GLOMÉRULE RÉNAL

1 - Artériole afférente
2 - Cellules juxta-glomérulaires
3 - Tubule contourné distal
4 - Artériole efférente
5 - Membrane basale
6 - Réseau capillaire glomérulaire
7 - Cellule mésangiale
8 - Tubule proximal
9 - Capsule du glomérule
10 - Podocyte

LE NÉPHRON (VASCULARISATION)

1 - Tubule contourné distal
2 - Artère efférente
3 - Tubule droit distal
4 - Tubule droit proximal
5 - Réseau capillaire péri-tubulaire
6 - Tubule collecteur
7 - Branche grêle de l'anse du néphron
8 - Artérioles droites
9 - Veinule intra-lobulaire
10 - Tubule contourné proximal
11 - Réseau capillaire péri-tubulaire
12 - Veine interlobulaire
13 - Corpuscule rénal
14 - Artère afférente
15 - Artère intralobulaire
16 - Artère interlobulaire
17 - Veine corticale profonde
18 - Artère arquée
19 - Veines arquées
20 - Veinules droites

LE REIN

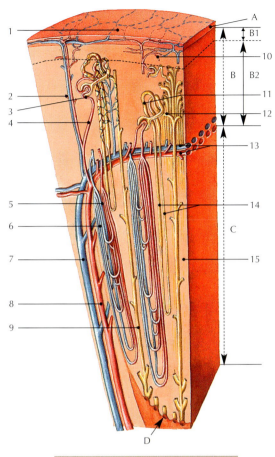

STRUCTURE DU REIN

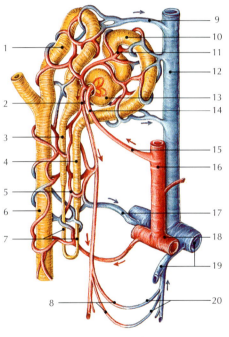

LE NÉPHRON (VASCULARISATION)

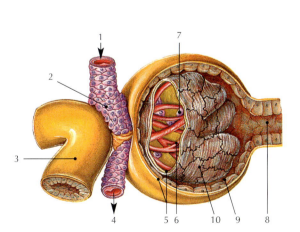

GLOMÉRULE RÉNAL

93

PELVIS ET PÉRINÉE *(COUPE PARASAGITTALE GAUCHE)*

1 - Fosse inguinale latérale
2 - Pli ombilical latéral
3 - Pli ombilical médial
4 - Pli ombilical médian
5 - Vessie
6 - Conduit déférent
7 - Membrane obturatrice
8 - Ligament suspenseur du pénis
9 - Espace rétro-pubien
10 - Veine dorsale profonde du pénis
11 - Corps caverneux
12 - Corps spongieux
13 - Vaisseaux du testicule
14 - Vaginale du testicule
15 - Fascia spermatique superficiel
16 - Fascia spermatique profond
17 - Scrotum
18 - Artère et veine iliaques
     communes gauches
19 - Mésosigmoïde
20 - Côlon sigmoïde

21 - Fascia présacral
22 - Uretère
23 - Vésicule séminale
24 - Cul-de-sac recto-vésical
25 - Rectum
26 - Ampoule du conduit déférent
27 - Septum recto-vésical
28 - Prostate
29 - Rétinaculum caudal
30 - Muscle élévateur de l'anus
31 - Ligament ano-coccygien
32 - Sphincter externe de l'anus
33 - Anus
34 - Centre tendineux du périnée
35 - Glande bulbo-urétrale
36 - Sphincter de l'urètre
37 - Muscle bulbo-caverneux
38 - Muscle ischio-caverneux
39 - Fascia périnéal superficiel
40 - Épididyme
41 - Testicule

PROSTATE ET VÉSICULE SÉMINALE *(VUE DORSALE)*

1 - Ligament ombilical médian
2 - Pli vésical transverse
3 - Uretère
4 - Conduit déférent
5 - Cul-de-sac recto-vésical (de Douglas)
6 - Ampoule du conduit déférent
7 - Vésicule ou glande séminale
8 - Prostate
9 - Fascia supérieur du diaphragme
    uro-génital
10 - Glande bulbo-urétrale
11 - Diaphragme uro-génital

SCROTUM ET CORDON SPERMATIQUE OUVERTS *(VUE LATÉRALE)*

1 - Dos du pénis
2 - Tête de l'épididyme
3 - Gland du pénis
4 - Ligament scrotal
5 - Peau
6 - Fascia spermatique externe et dartos
7 - Muscle crémaster
   (et fascia crémastérique)
8 - Fascia spermatique interne
9 - Conduit déférent
10 - Appendice de l'épididyme
11 - Ligament épididymaire supérieur
12 - Appendice du testicule
13 - Corps de l'épididyme
14 - Vaginale du testicule
15 - Ligament épididymaire inférieur
16 - Testicule
17 - Queue de l'épididyme

L'APPAREIL GÉNITAL MASCULIN

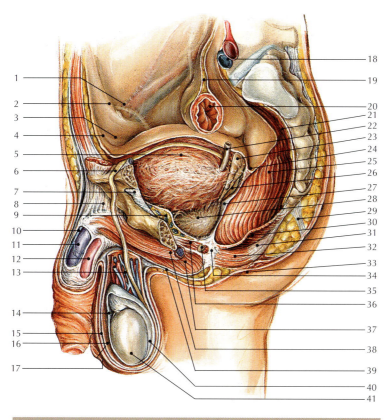

PELVIS ET PÉRINÉE *(COUPE PARASAGITTALE GAUCHE)*

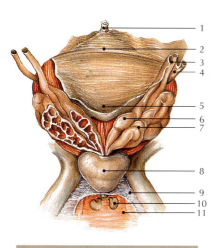

PROSTATE ET VÉSICULE SÉMINALE
(VUE DORSALE)

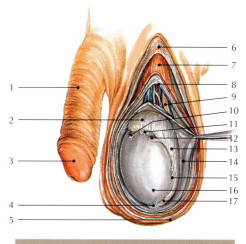

SCROTUM ET CORDON SPERMATIQUE
OUVERTS *(VUE LATÉRALE)*

95

PÉRINÉE *(PLAN SUPERFICIEL)*

1 - Couronne du gland
2 - Pénis
3 - Raphée du scrotum
4 - Scrotum
5 - Périnée uro-génital
6 - Périnée anal
7 - Apex du coccyx
8 - Anus
9 - Tubérosité ischiatique

PÉRINÉE *(PLAN PROFOND)*

1 - Ostium externe de l'urètre
2 - Prépuce
3 - Frein du prépuce
4 - Rameau scrotal postérieur
5 - Fascia superficiel du périnée
6 - Nerf, artère et veine
   périnéaux profonds
7 - Nerf, artère et veine
   périnéaux superficiels
8 - Ligament sacro-tubéral
9 - Muscle grand fessier
10 - Artère et veine pudendales
   internes
11 - Nerf et artère rectaux inférieurs
12 - Muscle élévateur de l'anus
13 - Muscle sphincter
   externe de l'anus
14 - Col du gland
15 - Testicule
16 - Fascia spermatique externe
17 - Septum du scrotum
18 - Muscle ischio-caverneux
19 - Muscle bulbo-spongieux
20 - Fascia inférieur du diaphragme
   uro-génital ou membrane
   périnéale
21 - Centre tendineux du périnée
22 - Muscle transverse superficiel
23 - Rameau périnéal du nerf
   cutané postérieur de la cuisse
24 - Tubérosité ischiatique
25 - Fosse ischio-rectale
26 - Ligament ano-coccygien
27 - Coccyx

PÉNIS *(STRUCTURES)*

1 - Gland
2 - Pilier du pénis
3 - Fascia inférieur du diaphragme uro-génital ou
   membrane périnéale
4 - Anus
5 - Ligament ano-coccygien
6 - Corps caverneux
7 - Corps spongieux
8 - Tubercule du pubis
9 - Branche ischio-pubienne
10 - Bulbe du corps spongieux
11 - Muscle transverse superficiel
12 - Centre tendineux du périnée
13 - Muscle élévateur de l'anus
14 - Muscle grand fessier
15 - Muscle sphincter externe de l'anus
A - Corps du pénis
B - Racine du pénis

L'APPAREIL GÉNITAL MASCULIN

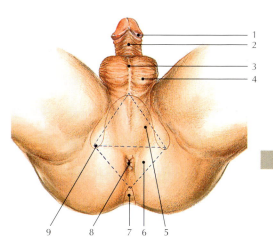

PÉRINÉE (PLAN SUPERFICIEL)

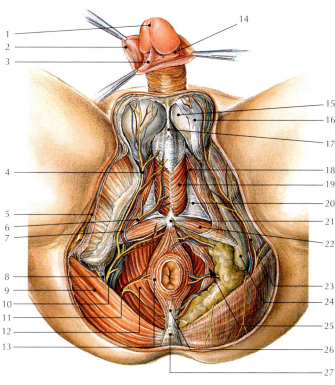

PÉRINÉE (PLAN PROFOND)

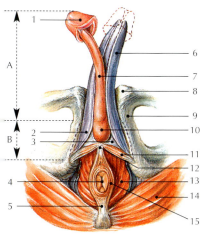

PÉNIS (STRUCTURES)

97

PELVIS ET PÉRINÉE *(COUPE PARASAGITTALE GAUCHE)*

1 - Pli de l'uretère
2 - Pli du ligament suspenseur
   de l'ovaire
3 - Trompe utérine
4 - Ovaire
5 - Ligament rond
6 - Corps de l'utérus
7 - Uretère
8 - Vessie
9 - Espace rétro-pubien
10 - Clitoris
11 - Sphincter de l'urètre
12 - Urètre
13 - Vagin
14 - Petite lèvre
15 - Grande lèvre

16 - Artère rectale supérieure
17 - Fossette ovarique
18 - Pli recto-utérin
19 - Artère sacrale médiane
20 - Fornix vaginal
21 - Cul-de-sac recto-utérin (de Douglas)
22 - Rectum
23 - Rétinaculum caudal
24 - Ligament ano-coccygien
25 - Fossette coccygienne
26 - Muscle élévateur de l'anus
   (faisceau pubo-rectal)
27 - Muscle sphincter externe de l'anus
28 - Canal anal
29 - Anus
30 - Centre tendineux du périnée

ORGANES GÉNITAUX INTERNES *(VUE POSTÉRIEURE)* AVEC UNE COUPE CHANFREINÉE DE L'UTÉRUS

1 - Cavité utérine
2 - Fundus utérin
3 - Corne utérine
4 - Mésovarium
5 - Mésosalpinx
6 - Frange ovarique
7 - Ostium abdominal de la trompe
8 - Frange tubaire
9 - Artère et veines ovariques
10 - Corps jaune
11 - Follicule ovarique
12 - Ovaire
13 - Ligament propre de l'ovaire
14 - Mésomètre
15 - Corps utérin
16 - Ligament utéro-sacral
17 - Orifice interne du col

18 - Canal cervical et plis palmés
19 - Orifice externe du col
20 - Ostium utérin de la trompe
21 - Portion utérine de la trompe
22 - Paroöphoron
23 - Arcade artérielle infra-tubaire
24 - Plis tubaires (trompe ouverte)
25 - Epoöphoron
26 - Artère tubaire moyenne
27 - Appendice vésiculeux de la trompe
28 - Arcade artérielle infra-ovarique
29 - Uretère
30 - Artère utérine
31 - Fornix vaginal (ouvert)
32 - Trigone vaginal
33 - Colonne antérieure du vagin

L'APPAREIL GÉNITAL FÉMININ

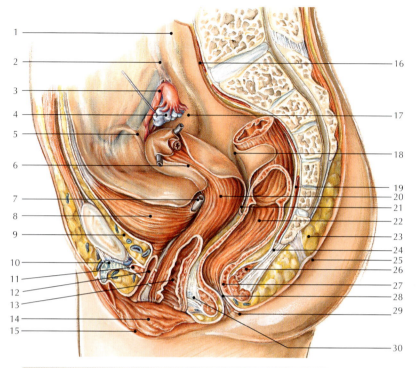

PELVIS ET PÉRINÉE *(COUPE PARASAGITTALE GAUCHE)*

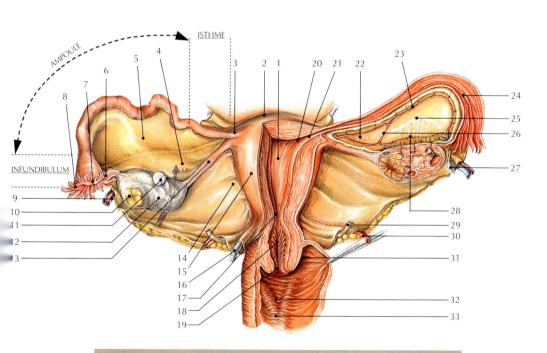

ORGANES GÉNITAUX INTERNES *(VUE POSTÉRIEURE)*
AVEC UNE COUPE CHANFREINÉE DE L'UTÉRUS

PÉRINÉE SUPERFICIEL ET VULVE *(SANS L'HYMEN)*

A - Périnée uro-génital
B - Périnée anal
1 - Mont du pubis
2 - Commissure antérieure
    des lèvres
3 - Sillon génito-fémoral
4 - Petite lèvre
5 - Grande lèvre
6 - Caroncules hyménéales
7 - Colonne antérieure des rides
    du vagin
8 - Frein des lèvres
9 - Commissure postérieure
    des lèvres
10 - Anus

VULVE ET HYMEN

A - Hymen labié
B - Hymen annulaire
C - Hymen cribriforme
1 - Prépuce du clitoris
2 - Gland du clitoris
3 - Frein du clitoris
4 - Petite lèvre
5 - Ostium externe de l'urètre
6 - Carina urétrale du vagin
7 - Hymen
8 - Sillon vestibulaire
9 - Grande lèvre
10 - Fosse vestibulaire
11 - Frein des lèvres
12 - Vestibule

L'APPAREIL GÉNITAL FÉMININ

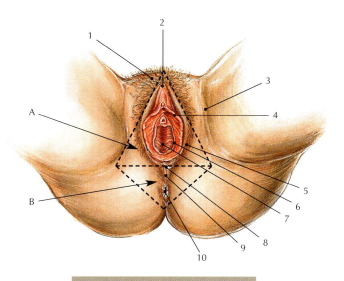

PÉRINÉE SUPERFICIEL ET VULVE *(SANS L'HYMEN)*

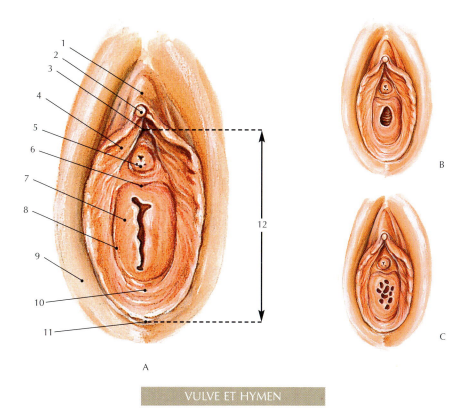

VULVE ET HYMEN

101

PÉRINÉE

1 - Gland du clitoris
2 - Ostium externe de l'urètre
3 - Artère, veine et nerf périnéaux superficiel
4 - Orifice vaginal
5 - Rameau périnéal du nerf cutané postérieur de la cuisse
6 - Fascia superficiel du périnée
7 - Muscle transverse superficiel
8 - Muscle grand fessier
9 - Fosse ischio-rectale
10 - Centre tendineux du périnée
11 - Muscle ischio-caverneux
12 - Muscle bulbo-spongieux
13 - Fascia inférieur du diaphragme uro-génital (ou membrane périnéale)
14 - Glande vestibulaire majeure (de Bartholin)
15 - Artère, veine et nerf périnéaux profonds
16 - Artère, veine et nerf rectaux inférieurs
17 - Anus
18 - Ligament ano-coccygien
19 - Apex du coccyx
20 - Muscle sphincter externe de l'anus

PÉRINÉE URO-GÉNITAL

1 - Ligament suspenseur du clitoris
2 - Gland du clitoris
3 - Corps caverneux
4 - Bulbe vestibulaire
5 - Glande vestibulaire majeure (de Bartholin)
6 - Centre tendineux du périnée
7 - Muscle sphincter externe de l'anus
8 - Anus
9 - Ligament ano-coccygien
10 - Fascia inférieur du diaphragme uro-génital (ou membrane périnéale)
11 - Urètre
12 - Muscle compresseur de l'urètre ⎫ m. sphincter
13 - Muscle urétro-vaginal ⎭ de l'urètre
14 - Muscle transverse superficiel
15 - Muscle transverse profond
16 - Muscle élévateur de l'anus

L'APPAREIL GÉNITAL FÉMININ

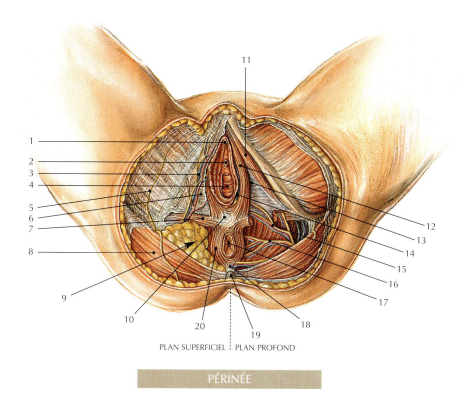

PLAN SUPERFICIEL | PLAN PROFOND

PÉRINÉE

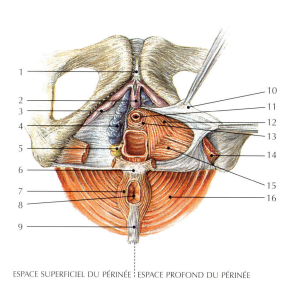

ESPACE SUPERFICIEL DU PÉRINÉE | ESPACE PROFOND DU PÉRINÉE

PÉRINÉE URO-GÉNITAL

BULBE DE L'ŒIL
COUPE SAGITTALE ET CHANFREINÉE

1 - Pupille
2 - Petit cercle artériel de l'iris
3 - Angle irido-cornéen
4 - Artère radiaire
5 - Grand cercle artériel de l'iris
6 - Sinus veineux de la sclère
7 - R. ciliaire postérieur
8 - Conjonctive
9 - Artère et veine ciliaires antérieures
10 - Artère ciliaire longue
11 - Artère ciliaire courte
12 - Muscle droit supérieur
13 - Artère épisclérale
14 - Veine vorticineuse
15 - Fovéa centralis
16 - Artère ciliaire longue
17 - Artère ciliaire courte
18 - Gaine externe
19 - Cornée
20 - Chambre antérieure
21 - Cristallin

22 - Iris
23 - Conjonctive bulbaire
24 - Chambre postérieure
25 - Zonule ciliaire
26 - Limbe cornéen
27 - Corps ciliaire
28 - Muscle ciliaire
29 - Partie ciliaire de la rétine
30 - Ora serrata
31 - Partie optique de la rétine
32 - Corps vitré
33 - Canal hyaloïdien
34 - Sclère
35 - Choroïde
36 - Muscle droit inférieur
37 - Aire criblée de la sclère
38 - Artère et veine centrales de la rétine
39 - Nerf optique
40 - Espace intervaginal
41 - Gaine interne

L'ŒIL

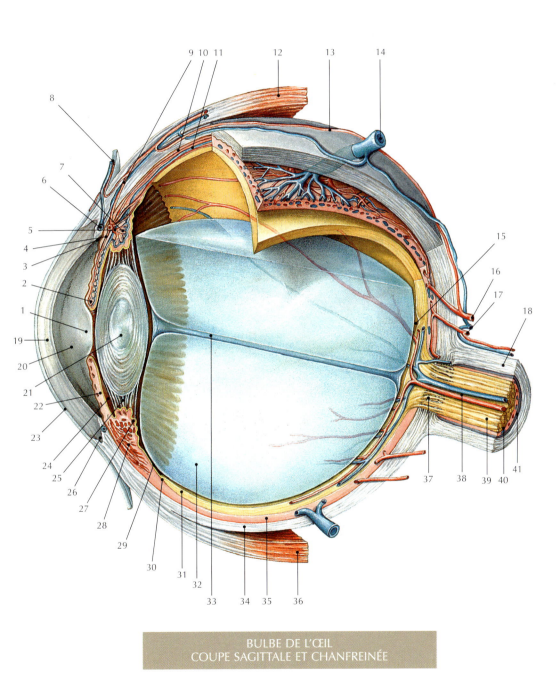

BULBE DE L'ŒIL
COUPE SAGITTALE ET CHANFREINÉE

105

PARTIE ANTÉRO-SUPÉRIEURE DU GLOBE OCULAIRE
(COUPE CHANFREINÉE - VUE POSTÉRIEURE)

 1 - Fibres circulaires du muscle ciliaire
 2 - Muscle élévateur de la paupière supérieure
 3 - Lame superficielle
 4 - Lame profonde
 5 - Fornix supérieure de la conjonctive
 6 - Glandes lacrymales accessoires
 7 - Sac conjonctival
 8 - Tarse supérieure et glandes tarsales
 9 - Muscle orbiculaire des paupières
10 - Limbe antérieur de la paupière
11 - Cils
12 - Ligament pectiné
13 - Cornée
14 - Muscle dilatateur de la pupille
15 - Muscle sphincter de la pupille

16 - Fibres du cristallin
17 - Noyau
18 - Cortex
19 - Capsule
20 - Cristallin
21 - Rayons
22 - Fibres zonulaires
23 - Couronne ciliaire
24 - Procès ciliaire
25 - Fibres méridiennes du muscle ciliaire
26 - Muscle droit supérieur
27 - Sclère
28 - Choroïde
29 - Partie optique de la rétine
30 - Ora serrata

APPAREIL LACRYMAL

 1 - Muscle élévateur de la paupière supérieure
 2 - Septum orbitaire
 3 - Partie orbitaire de la glande lacrymale
 4 - Partie palpébrale de la glande lacrymale
 5 - Ductules excréteurs
 6 - Raphé palpébral latéral
 7 - Partie palpébrale du muscle orbiculaire des paupières
 8 - Partie orbitaire du muscle orbiculaire des paupières

 9 - Septum orbitaire
10 - Tarse inférieur
11 - Lac lacrymal
12 - Sinus maxillaire
13 - Pli lacrymal
14 - Tarse supérieur
15 - Ampoule du canalicule lacrymal
16 - Point lacrymal
17 - Canalicule lacrymal
18 - Fornix du sac lacrymal
19 - Raphé palpébral médial
20 - Sac lacrymal
21 - Conduit lacrymo-nasal

L'ŒIL

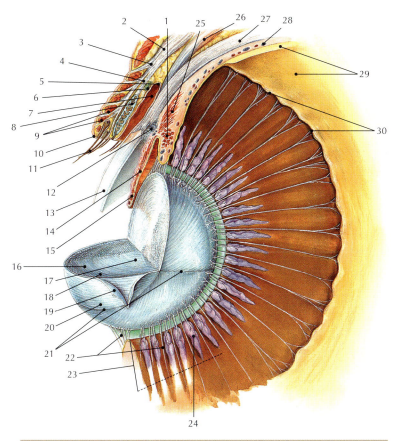

PARTIE ANTÉRO-SUPÉRIEURE DU GLOBE OCULAIRE
(COUPE CHANFREINÉE - VUE POSTÉRIEURE)

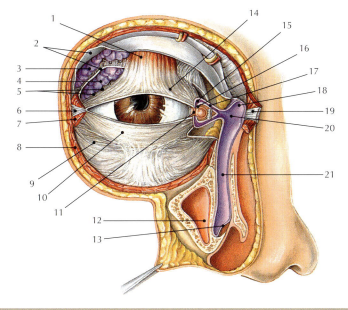

APPAREIL LACRYMAL

MUSCLES ET NERFS DE L'ŒIL *(VUE LATÉRALE)*

1 - Trochée
2 - Muscle élévateur de la paupière supérieure
3 - Septum orbitaire
4 - Tarse supérieur
5 - Tarse inférieur
6 - Bulbe oculaire
7 - Muscle oblique supérieur
8 - Muscle droit médial
9 - Muscle droit supérieur
10 - Artère ophtalmique
11 - Nerf optique
12 - Nerf trochléaire

13 - Anneau tendineux commun
14 - Chiasma optique
15 - Artère carotide interne
16 - Plexus carotidien (sympathique)
17 - Nerf abducens
18 - Nerf oculo-moteur (III)
19 - Artère centrale de la rétine
20 - Ganglion ciliaire
21 - Nerfs ciliaires courts
22 - Muscle droit inférieur
23 - Muscle droit latéral
24 - Muscle oblique inférieur

VOIES VISUELLES *(DIAGRAMME SCHÉMATIQUE)*

1 - Champ visuel aire maculaire
2 - Rétine nasale
3 - Rétine temporale
4 - Nerf optique
5 - Chiasma optique
6 - Tractus optique
7 - Radiations optiques
8 - Corps géniculé latéral
9 - Colliculus supérieur
10 - Sillon calcarin
11 - Cortex visuel
12 - Ventricule latéral

L'ŒIL

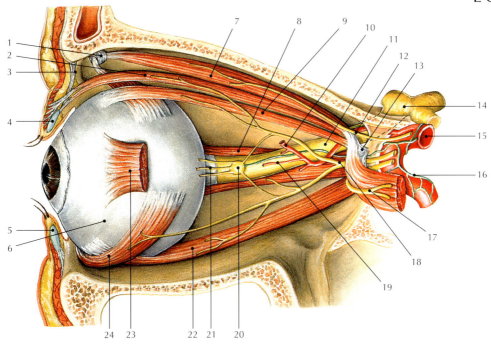

MUSCLES ET NERFS DE L'ŒIL
(VUE LATÉRALE)

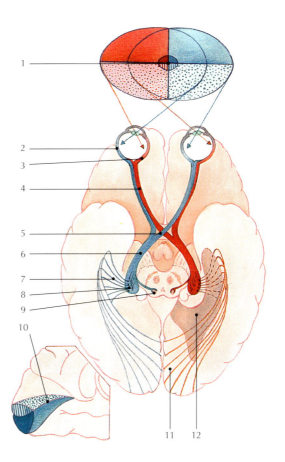

VOIES VISUELLES (DIAGRAMME SCHÉMATIQUE)

ORGANE VESTIBULO-COCHLÉAIRE
(VUES D'ENSEMBLE ET ANTÉRIEURE)

1 - Fosse triangulaire
2 - Tubercule de l'auricule (de Darwin)
3 - Branches de l'anthélix
4 - Hélix
5 - Gouttière scaphoïde
6 - Tubercule supratragique
7 - Conque
8 - Tragus
9 - Méat acoustique externe
10 - Antitragus
11 - Lobule
12 - Tympan
13 - Ligament latéral du malléus
14 - Ligament supérieur de l'incus
15 - Ligament supérieur du malléus
16 - Malléus
17 - Proéminence du canal semi-circulaire latéral
18 - Vestibule
19 - Stapès fermant la fenêtre vestibulaire
20 - Processus cochléariforme
21 - Cochlée
22 - Fenêtre cochléaire
23 - Promontoire
24 - Muscle tenseur du tympan
25 - Ostium tympanique de la trompe auditive
26 - Partie osseuse de la trompe auditive
27 - Isthme de la trompe auditive
28 - Partie cartilagineuse
29 - Cartilage de la trompe auditive
30 - Muqueuse
31 - Naso-pharynx
32 - Ostium pharyngien
33 - Muscle élévateur du voile du palais
34 - Lame membranacée
35 - Artère carotide
36 - Veine jugulaire interne
37 - Processus styloïde
38 - Nerf facial

MEMBRANE TYMPANIQUE

1 - Branche longue de l'incus
2 - Pli malléaire postérieur
3 - Partie flaccide (membrane de Schrapnell)
4 - Pli malléaire antérieur
5 - Proéminence malléaire
6 - Strie malléaire
7 - Ombilic
8 - Triangle lumineux
9 - Partie tendue

OSSELETS DE L'OUÏE

1 - Articulation incudo-malléaire
2 - Malléus
3 - Tête
4 - Col
5 - Processus latéral
6 - Processus antérieur
7 - Manche du malléus
8 - Processus lenticulaire
9 - Articulation incudo-stapédienne
10 - Incus
11 - Branche courte
12 - Corps
13 - Branche longue
14 - Tête
15 - Branche postérieure
16 - Stapès
17 - Base
18 - Branche antérieure

L'OREILLE

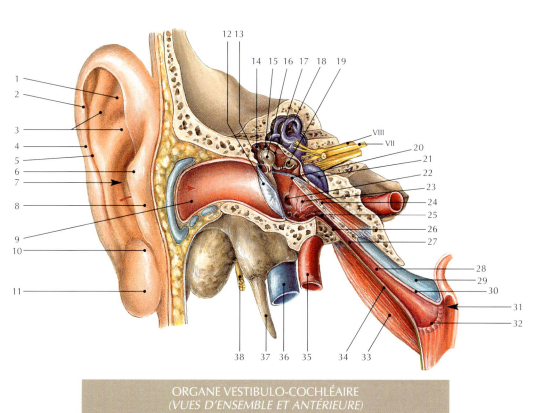

ORGANE VESTIBULO-COCHLÉAIRE
(VUES D'ENSEMBLE ET ANTÉRIEURE)

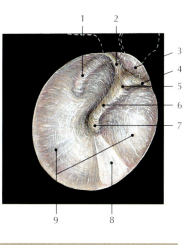

MEMBRANE TYMPANIQUE

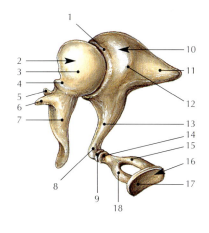

OSSELETS DE L'OUÏE

111

LABYRINTHE OSSEUX *(VUE ANTÉRO-LATÉRALE)*

1 - Canal semi-circulaire postérieur
2 - Canal semi-circulaire latéral
3 - Ampoule osseuse latéral
4 - Ampoule osseuse postérieure
5 - Fenêtre vestibulaire
6 - Fenêtre cochléaire
7 - Hamulus de la lame spirale
8 - Canal semi-circulaire supérieur
9 - Branche osseuse commune

10 - Ampoule osseuse supérieure
11 - Vestibule
12 - Cochlée
13 - Conduit cochléaire
14 - Rampe tympanique
15 - Rampe vestibulaire
16 - Lame spirale
17 - Hélicotrème

ORGANE SPIRAL

1 - Épithéliocyte cilié sensoriel interne
2 - Épithéliocyte phalangien interne
3 - Épithéliocyte limitant interne
4 - Neurofibres du nerf cochléaire
5 - Épithéliocyte du pilier interne
6 - Tunnel interne
7 - Épithéliocyte limitant externe
8 - Épithéliocyte cilié sensoriel externe

9 - Tunnel externe
10 - Épithéliocyte phalangiens externes
11 - Membrane basilaire
12 - Partie vasculaire
13 - Épithéliocyte du pilier externe
14 - Tunnel moyen
15 - Neurofibres radiales
16 - Neurofibres spirales

CONDUIT COCHLÉAIRE

1 - Ganglion spiral
2 - Rampe vestibulaire
3 - Conduit cochléaire
4 - Strie vasculaire
5 - Membrana tectoria
6 - Sillon spiral extérieur
7 - Ligament spiral

8 - Rampe tympanique
9 - Lame basilaire
10 - Organe spiral
11 - Sillon spiral interne
12 - Limbe de la lame spirale
13 - Lame spirale osseuse

L'OREILLE

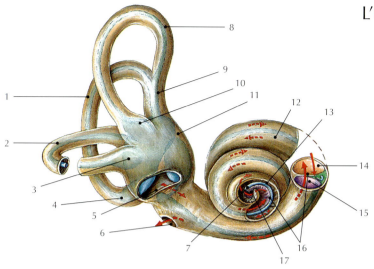

LABYRINTHE OSSEUX *(VUE ANTÉRO-LATÉRALE)*

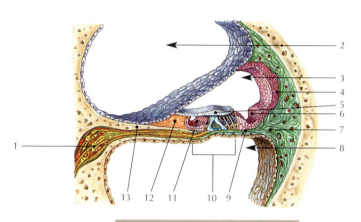

CONDUIT COCHLÉAIRE

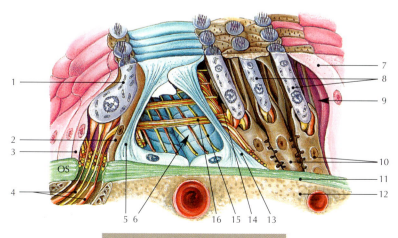

ORGANE SPIRAL

LABYRINTHE MEMBRANEUX

1 - Dure-mère
2 - Espace périlymphatique
3 - Conduit semi-circulaire antérieur
4 - Conduit semi-circulaire postérieur
5 - Utricule
6 - Ampoule membraneuse antérieure
7 - Nerf ampullaire antérieur
8 - Nerf ampullaire latéral
9 - Conduit semi-circulaire latéral
10 - Ampoule membraneuse latérale
11 - Ampoule membraneuse postérieure
12 - Macules de l'utricule
13 - Nerf ampullaire postérieur
14 - Ductus réuniens
15 - Conduit utriculo-sacculaire
16 - Saccule

17 - Sac endolymphatique
18 - Conduit endolymphatique
19 - Aqueduc du vestibule
20 - Nerf utriculaire
21 - Nerf utriculo-ampullaire
22 - Nerf sacculaire supérieur
23 - Ganglion vestibulaire
(parties supérieure et inférieure)
24 - Partie vestibulaire
du nerf vestibulo-cochléaire (VIII)
25 - Partie cochléaire
du nerf vestibulo-cochléaire (VIII)
26 - Conduit cochléaire
27 - Nerf sacculaire inférieur
28 - Ganglions cochléaires
VII - Nerf facial

CRÊTE AMPULLAIRE

1 - Espace périlympathique
2 - Cupule gélatineuse
3 - Cavité d'une ampoule membraneuse
4 - Cellule ciliée sensorielle
5 - Épithéliocyte de soutien
6 - Crête ampullaire
7 - Neurofibres
8 - Nerf ampullaire

MACULE

1 - Cavité utriculaire ou sacculaire
2 - Cupule gélatineuse
3 - Statoconies
4 - Membrane des statoconies
5 - Stéréocils
6 - Cellule ciliée sensorielle
7 - Épithéliocyte de soutien
8 - Espace périlympathique
9 - Neurofibres
10 - Nerf utriculaire ou sacculaire

L'OREILLE

LABYRINTHE MEMBRANEUX

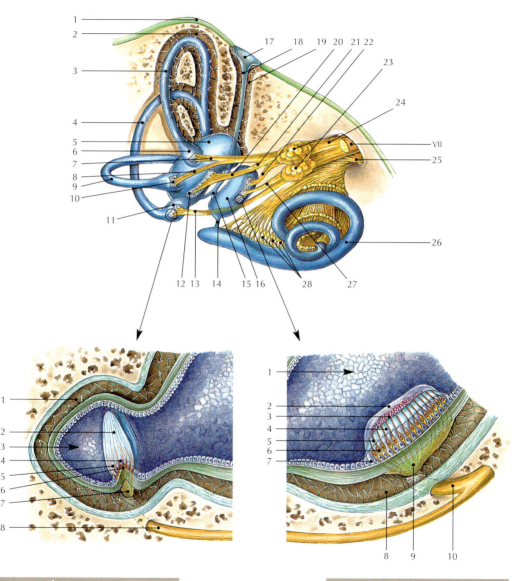

CRÊTE AMPULLAIRE

MACULE

ENCÉPHALE IN SITU *(VUE LATÉRALE)*

1 - Artère fronto-basale latérale
2 - Sillon latéral
3 - Artère du sillon pré-central
4 - Artère du sillon central
5 - Artère du sillon post-central
6 - Artère pariétale antéro-postérieure
7 - Dure-mère
8 - Artère du gyrus angulaire
9 - Artère temporale intermédiaire

10 - Artère temporale postérieure
11 - Artère cérébelleuse supérieure
12 - Cervelet
13 - Artère cérébelleuse antéro-inférieure
14 - Artère cérébelleuse postéro-inférieure
15 - Artère vertébrale
16 - Artère temporale antérieure
17 - Artère cérébrale moyenne

CERVEAU *(VUE LATÉRALE)*

1 - Sillon central
2 - Sillon pré-central
3 - Gyrus pré-central
4 - Gyrus frontal supérieur
5 - Sillon frontal supérieur
6 - Gyrus frontal moyen
7 - Sillon frontal inférieur
8 - Gyrus frontal inférieur
9 - Partie operculaire
10 - Partie triangulaire
11 - Partie orbitaire
12 - Sillon latéral
13 - Gyrus temporal supérieur
14 - Gyrus temporal moyen
15 - Gyrus post-central
16 - Sillon post-central
17 - Gyrus pariétal supérieur
18 - Sillon intra-pariétal
19 - Gyrus pariétal inférieur
20 - Gyrus supra-marginal
21 - Gyrus angulaire
22 - Gyrus occipital supérieur
23 - Gyrus occipital moyen
24 - Gyrus occipital inférieur
25 - Sillon temporal inférieur
26 - Sillon temporal supérieur
27 - Gyrus temporal inférieur

CERVEAU *(VUE MÉDIALE)*

1 - Sillon du cingulum
2 - Gyrus frontal médial
3 - Corps calleux
4 - Septum pellucide
5 - Fornix
6 - Foramen interventriculaire
7 - Commissure antérieure
8 - Gyrus para-terminal
9 - Lame terminale
10 - Uncus
11 - Gyrus para-hippocampal
12 - Sillon du corps calleux
13 - Lobule paracentral
14 - Gyrus du cingulum
15 - Sillon sub-pariétal
16 - Précunéus
17 - Sillon pariéto-occipital
18 - Cunéus
19 - Sillon calcarin
20 - Gyrus lingual
21 - Gyrus occipital médial
22 - Gyrus occipital latéral
23 - Sillon rhinal
24 - Gyrus temporal latéral
25 - Gyrus temporal médial

L'ENCÉPHALE

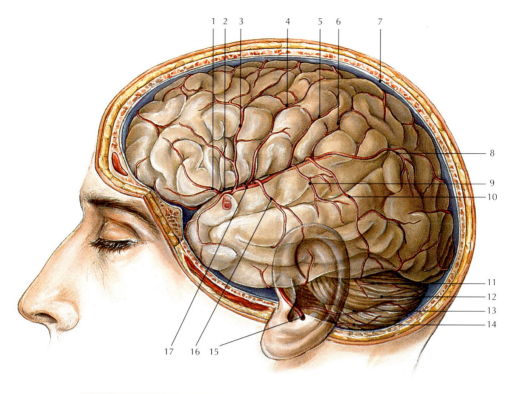

ENCÉPHALE IN SITU *(VUE LATÉRALE)*

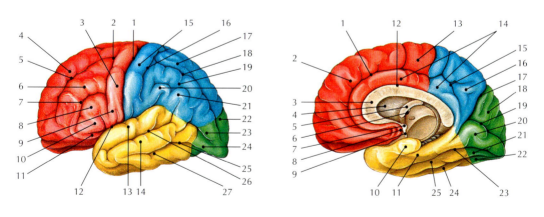

CERVEAU *(VUE LATÉRALE)*
Lobes frontal (rouge), pariétal (bleu),
temporal (jaune), occipital (vert)

CERVEAU *(VUE MÉDIALE)*
Lobes frontal (rouge), pariétal (bleu),
temporal (jaune), occipital (vert)

117

ARTÈRES DE L'ENCÉPHALE ET ORIGINE DES NERFS CRÂNIENS *(VUE INFÉRIEURE)*

1 - Bulbe olfactif
2 - Artère cérébrale antérieure
3 - Stries olfactives médiale et latérale
4 - Artère orbito-frontale latérale
5 - Artère temporale antérieure
6 - Substance perforée antérieure
7 - Artères striées
8 - Artère cérébrale moyenne
9 - Artère communicante postérieure
10 - Artère choroïdienne antérieure
11 - Artère cérébrale postérieure
12 - Artère cérébelleuse supérieure
13 - Artères pontiques
14 - Artère basilaire
15 - Artère labyrinthique
16 - Artère cérébelleuse inféro-antérieure
17 - Artère vertébrale
18 - Artère spinale antérieure
19 - Tractus olfactif (I)
20 - Artère communicante antérieure
21 - Nerf optique (II) et artère opthalmique
22 - Chiasma optique
23 - Carotide interne
24 - Hypohyse
25 - Corps mamillaire
26 - Nerf oculo-moteur (III)
27 - Nerf trochléaire (IV)
28 - Nerf trijumeau (V) (racine motrice)
29 - Nerf trijumeau (V) (racine sensitive)
30 - Nerf abducens (VI)
31 - Nerf facial (VII)
32 - Nerf intermédiaire
33 - Nerf vestibulo-cochléaire (VIII)
34 - Nerf glosso-pharyngien (IX)
35 - Nerf vague (X)
36 - Nerf hypoglosse (XII)
37 - Nerf accessoire (XI)
38 - Nerf spinal (C1)
39 - Artère cérébelleuse inféro-postérieure

L'ENCÉPHALE

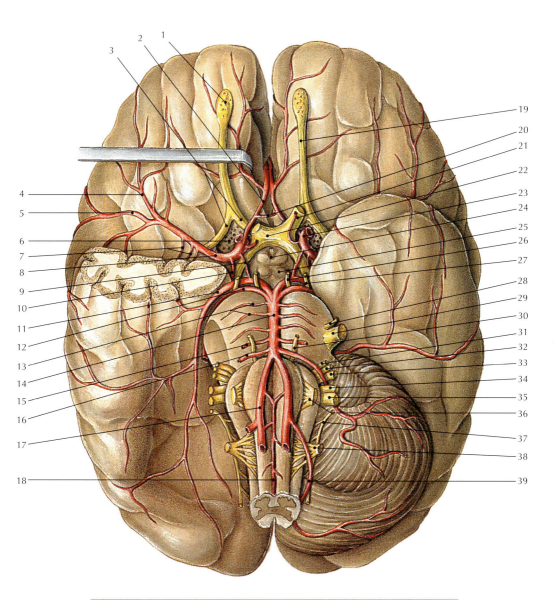

ARTÈRES DE L'ENCÉPHALE ET ORIGINE
DES NERFS CRÂNIENS *(VUE INFÉRIEURE)*

SOMATOTOPIE DES RÉGIONS PRÉ-CENTRALE ET POST-CENTRALE
(VUE ANTÉRIEURE - COUPE FRONTALE ET OBLIQUE)

1 - Fissure longitudinale
2 - Noyau caudé
3 - Capsule interne
4 - Claustrum
5 - IIIe ventricule
6 - Tractus optique
7 - Noyau du corps mamillaire
8 - Fosse interpédonculaire
9 - Corps calleux
10 - Ventricule latéral
11 - Putamen

12 - Globus pallidus
13 - Sillon latéral
14 - Thalamus
15 - Queue du noyau caudé
16 - Hippocampe
17 - Tractus cortico-spinal
18 - Flocculus
19 - Plexus choroïde
    du IVe ventricule
20 - Olive
21 - Décussation pyramidale

VENTRICULES DE L'ENCÉPHALE
(PROJECTIONS LATÉRALE (A) ET SUPÉRIEURE (B))

1 - Foramen interventriculaire
2 - Corne frontale
3 - Récessus optique
4 - Récessus infundibulaire
5 - Corne temporale
6 - Ventricule latéral
7 - IIIe ventricule
8 - Corne occipitale
9 - Récessus supra-pinéal
10 - Récessus pinéal
11 - Aqueduc du mésencéphale
    (ou cérébral)

12 - IVe ventricule
13 - Récessus latéral
14 - Canal central
    de la moëlle spinale
15 - Corne frontale
16 - Ventricule latéral
17 - Corne temporale
18 - IIIe ventricule
19 - Récessus supra-pinéal
20 - Récessus latéral
21 - IVe ventricule
22 - Corne occipitale

L'ENCÉPHALE

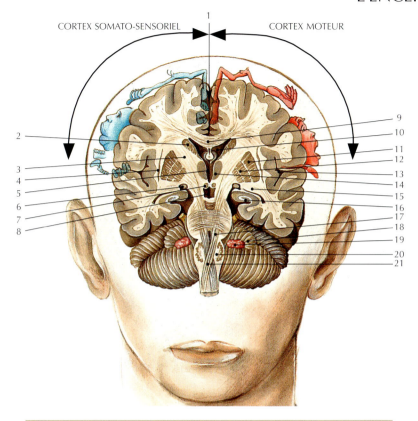

SOMATOTOPIE DES RÉGIONS PRÉ-CENTRALE ET POST-CENTRALE
(VUE ANTÉRIEURE - COUPE FRONTALE ET OBLIQUE)

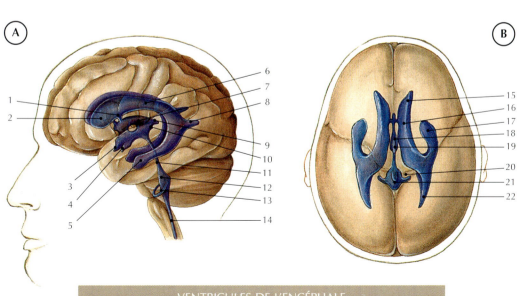

VENTRICULES DE L'ENCÉPHALE
(PROJECTIONS LATÉRALE (A) ET SUPÉRIEURE (B))

121

MÉNINGES ET CORTEX CÉRÉBRAL *(COUPE CHANFREINÉE)*
En cartouche : topographie cytologique

1 - Cuir chevelu

2 - Galéa aponévrotique

3 - Veine émissaire

4 - Dure-mère

5 - Arachnoïde

6 - Pie-mère

7 - Substance grise

8 - Substance blanche

9 - Espace épicrânien

10 - Péricrâne

11 - Diplöe

12 - Sinus sagittal supérieur

13 - Granulations arachnoïdiennes

14 - Espace sub-arachnoïdien

15 - Faux du cerveau

16 - Neurone horizontal

17 - Grand neurone pyramidal

18 - Petit neurone pyramidal

19 - Neurone stellaire

20 - Neurone multiforme

21 - Lame multiforme

22 - Lame pyramidale interne

23 - Lame granulaire interne

24 - Lame pyramidale externe

25 - Lame granulaire externe

26 - Lame moléculaire

27 - Pie-mère

L'ENCÉPHALE

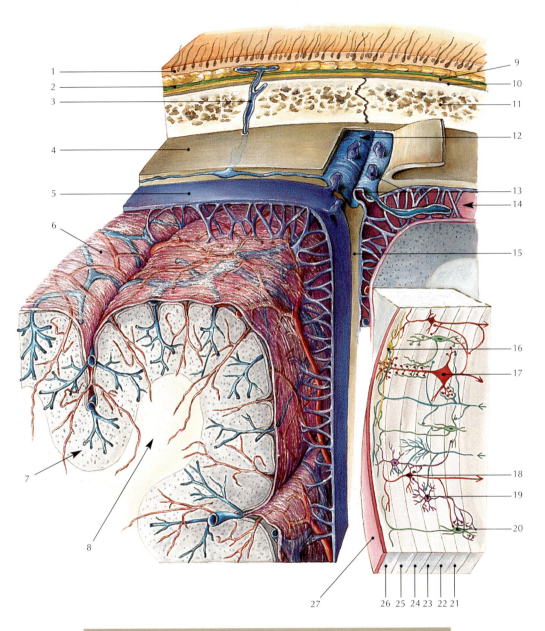

MÉNINGES ET CORTEX CÉRÉBRAL *(COUPE CHANFREINÉE)*
En cartouche : topographie cytologique

LES NERFS PÉRIPHÉRIQUES
TÊTE, COU ET TRONC

1 - Nerf facial
2 - Nerf auriculaire postérieur
3 - Ganglion cervical supérieur
4 - Ganglion inférieur du X
5 - C1
6 - Nerf petit occipital
7 - Nerf suboccipital
8 - Nerf grand occipital
9 - Nerf 3e occipital
10 - Nerf grand auriculaire
11 - Nerf transverse du cou
12 - Nerf accessoire (XI)
13 - Nerfs supraclaviculaires
14 - Tronc moyen du plexus brachial
15 - Tronc supérieur du plexus brachial
16 - Tronc inférieur du plexus brachéal
17 - Nerf suprascapulaire
18 - Faisceau latéral
19 - Faisceau postérieur
20 - Faisceau médial
21 - Nerf thoracique long
22 - Nerf axillaire
23 - Nerf cutané latéral supérieur du bras
24 - Nerf radial
25 - Nerf thoraco-dorsal
26 - Ganglions thoraciques
27 - Nerf intercostal
28 - Nerf grand splanchnique
29 - Nerf petit splanchnique
30 - Nerf subcostal
31 - Nerf splanchnique imus
32 - Nerf ilio-hypogastrique
33 - Nerf ilio-inguinal
34 - Nerf cutané fémoral latéral
35 - Nerf génito-fémoral
36 - Nerf sciatique (ischiatique)
37 - Nerf supra-orbitaire
38 - Nerf infratrochléaire

39 - Nerf infra-orbitaire
40 - R. temporal
41 - R. zygomatiaque
42 - Plexus parotidien
43 - Nerf glossopharyngien (IX)
44 - R. marginal de la mandibule
45 - R. cervical
46 - Nerf hyupoglose (XII)
47 - Nerf laryngé supérieur
48 - Racine supérieure de l'anse cervicale
49 - Racine inférieure de l'anse cervicale
50 - Nerf vague (X)
51 - Ganglion cervical moyen
52 - Nerf spinal C8
53 - Ganglion cervico-thoracique (stellaire)
54 - Nerfs phréniques
55 - Nerf laryngé récurrent
56 - Anse subclavière
57 - Plexus cardiaque
58 - Nerfs cardiaques cervicaux sup. moyen et inf.
59 - Nerfs pectoraux
60 - Nerf musculo-cutané
61 - Nerf médian
62 - Nerf ulnaire
63 - Nerf cutané médial de l'avant-bras
64 - Nerf cutané médial du bras
65 - Nerf thoracique long
66 - Ganglion cœliaque
67 - Ganglion mésentérique supérieur
68 - Ganglion aorticorénal
69 - Plexus intermésentérique
70 - Ganglion mésentérique inf.
71 - Plexus hypogastrique sup. (nerf présacral)
72 - Nerf obturateur
73 - Nerf hypogastrique gauche
74 - Nerf pudendal (ou honteux)
75 - Nerfs érecteurs
76 - Nerf fémoral

LES NERFS PÉRIPHÉRIQUES
Tête, cou et tronc

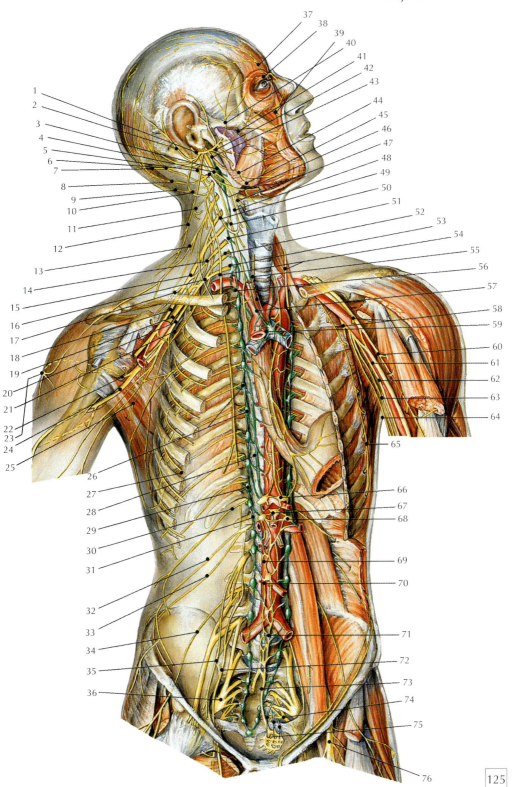

LES NERFS DU MEMBRE SUPÉRIEUR GAUCHE (VUE ANTÉRIEURE, MAIN EN SUPINATION)

1 - Nerfs pectoraux
2 - Nerf musculo-cutané
3 - Nerf médian
4 - Nerf ulnaire
5 - Nerf cutané médial de l'avant-bras
6 - M. brachial
7 - M. biceps brachial
8 - Branche profonde du nerf radial
9 - Branche superficielle du nerf radial
10 - M. supinateur
11 - M. rond pronateur
12 - M. brachio-radial
13 - M. long fléchisseur du pouce
14 - Nerf interosseux antérieur
15 - Nerf thoracique long
16 - Nerf cutané médial du bras
17 - M. fléchisseur radial du carpe
18 - M. long palmaire
19 - M. fléchisseur superficiel des doigts
20 - Nerf ulnaire
21 - M. fléchisseur profond des doigts
22 - R. profond du nerf ulnaire
23 - R. superficiel du nerf ulnaire
24 - Nerfs digitaux palmaires communs
25 - Nerfs digitaux palmaires propres

LES NERFS PÉRIPHÉRIQUES
Membre supérieur

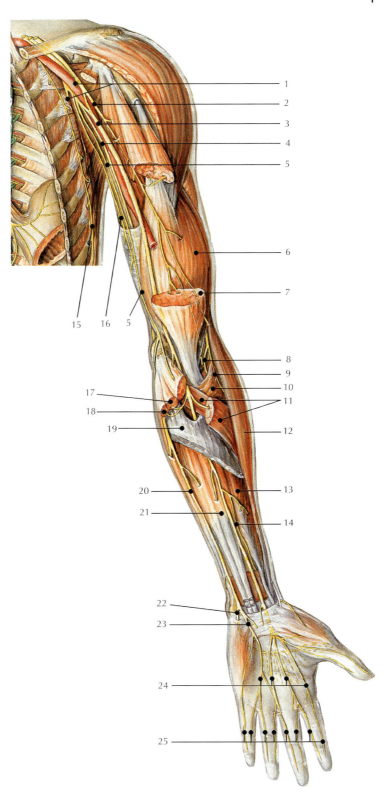

LES NERFS DU MEMBRE SUPÉRIEUR
(VUES ANTÉRIEURE ET POSTÉRO-LATÉRALE, MAIN EN PRONATION)

1 - Tronc moyen
2 - Tronc supérieur } du plexus brachial
3 - Tronc inférieur
4 - Nerf supra-scapulaire
5 - Faisceau latéral
6 - Faisceau postérieur } du plexus brachial
7 - Faisceau médial
8 - N. thoracique long
9 - N. cutané latéral supérieur du bras
10 - N. axillaire
11 - N. radial
12 - N. de l'anconé
13 - N. cutané postérieur de l'avant-bras
14 - N. cutané latéral inférieur du bras
15 - M. extenseur des doigts
16 - Branche profonde du nerf radial
17 - M. extenseur ulnaire du carpe
18 - M. long extenseur du pouce
19 - M. extenseur du pouce
20 - N. interosseux postérieur
21 - R. dorsal du n. ulnaire
22 - R. communicant ulnaire
23 - N. intercostal
24 - N. thoraco-brachial
25 - N. thoraco-dorsal
26 - N. brachio-radial
27 - M. long extenseur radial du carpe
28 - M. court extenseur radial du carpe
29 - M. long abducteur du pouce
30 - M. court extenseur du pouce
31 - Branche superficielle du nerf radial
32 - N. digital dorsal latéral du pouce
33 - N. digital dorsal médial du pouce
34 - N. digital dorsal latéral de l'index
35 - NN. digitaux dorsaux

LES NERFS PÉRIPHÉRIQUES
Membre supérieur, main en pronation

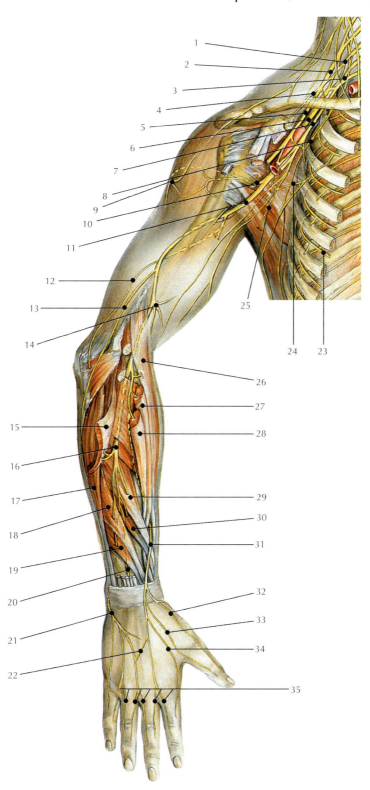

LES NERFS DES MEMBRES INFÉRIEURS (VUE ANTÉRIEURE)

1 - Nerf cutané fémoral latéral
2 - Nerf génito-fémoral
3 - Nerf sciatique (ischiatique)
4 - R. postérieur
5 - R. antérieur
6 - Biceps fémoral (chef court)
7 - Nerf tibial
8 - Nerf fibulaire commun
9 - R. cutané sural latéral
10 - Nerf fibulaire supérieur
11 - Nerf cutané dorsal intermédiaire du pied
12 - Nerf cutané dorsal latéral du pied
13 - R. cutané fémoral médial
14 - Nerf saphène
15 - R. cutané
16 - Nerf fibulaire profond
17 - Nerf tibial
18 - Nerf cutané dorsal médial du pied
19 - Nerf plantaire latéral
20 - Nerf plantaire médial
21 - Plexus hypogastrique supérieur (nerf présacral)
22 - Nerf obturateur
23 - Nerf hypogastrique gauche
24 - Nerf pudendal (ou honteux)
25 - Nerfs splanchniques pelviens (ou érecteurs)
26 - Muscle sartorius
27 - Nerf fémoral
28 - Nerf du muscle pectiné
29 - R. cutané fémoral antérieur
30 - RR. musculaires
31 - R. infrapatellaire
32 - Nerfs cutanés médiaux de la jambe
33 - Nerf fibulaire profond
34 - Nerf cutané dorsal médial du pied
35 - Nerf cutané dorsal latéral du pied

LES NERFS PÉRIPHÉRIQUES
Membres inférieurs

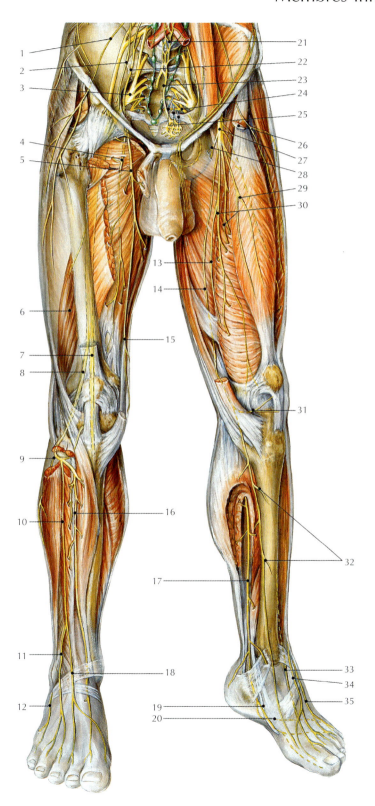

131

COUPE DE LA PEAU

1 - Pore sudorifère
2 - Réseau sous-papillaire
3 - Corpuscule méniscoïde (Merkel)
4 - Corpuscule tactile capsulé (Meissner)
5 - Terminaison nerveuse libre
6 - Médulla
7 - Glande sébacée
8 - Glomis cutané
9 - Corpuscule encapsulé (Ruffini)
10 - Glande sudorifère
11 - Corpuscule lamelleux (Vater-Pacini)
12 - Corpuscule bulboïde (Golgi, Krause)
13 - Bourse du poil
14 - Papille du poil
15 - Couche cornée (stratum cornéum)
16 - Couche granuleuse
     (stratum granulosum)
17 - Couche basale (stratum basal)
18 - Papille du derme
19 -Tige du poil
20 - Muscle arrecteur
21 - Glande sébacée
22 - Glande sudorifère
23 - Réseau vasculaire dermique
24 - Muscle
A - Épiderme
B - Derme
C - Toile sous-cutanée
a - Follicule pileux
b - Bulbe pileux
c - Racine du poil

LA PEAU ET SES ANNEXES

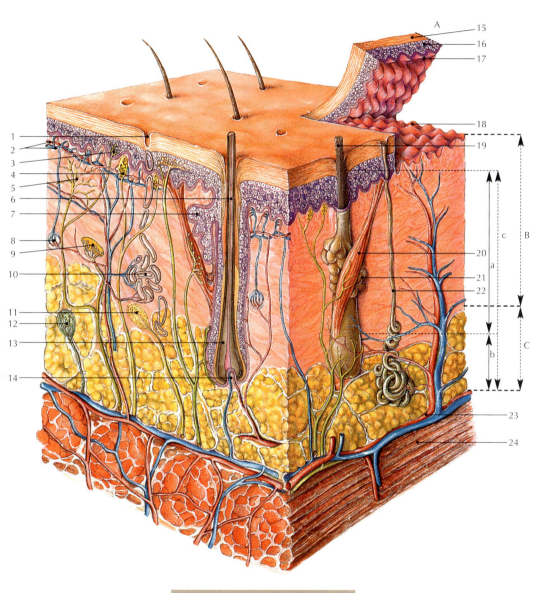

COUPE DE LA PEAU

EXTRÉMITÉ DISTALE D'UN DOIGT (COUPE CHANFREINÉE)

1 - Hyponychium
2 - Lectule
3 - Derme
4 - Phalange distale
5 - Couche cornée
6 - Stratum basal
7 - Tendon musculaire
8 - Lunule
9 - Éponychium
10 - Racine de l'ongle
11 - Matrice de l'ongle
12 - Couche germinative

ONGLE (VUE DORSALE)

1 - Bord libre
2 - Dos de l'ongle
3 - Vallum
4 - Lunule

TIGE ET RACINE DU POIL

1 - Médulla
2 - Cortex
3 - Cuticule du poil
4 - Gaine épithéliale interne
5 - Gaine épithéliale externe
6 - Couche épithéliale pâle
7 - Couche épithéliale granulifère (Huxley)
8 - Gaine de la cuticule
9 - Mélanocyte
10 - Cellule de la matrice
11 - Papille du poil
12 - Cortex
13 - Médulla
14 - Cuticule
15 - Vitrée

PILOSITÉ MASCULINE

1 - Sourcils
2 - Cils
3 - Vibrisses
4 - Barbe
5 - Poils axillaires
6 - Poils du pubis
7 - Cheveux
8 - Poils du tragus

LA PEAU ET SES ANNEXES

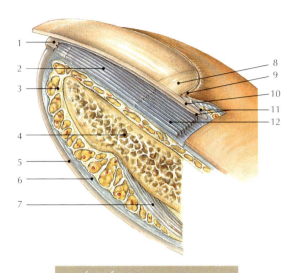

EXTRÉMITÉ DISTALE D'UN DOIGT
(COUPE CHANFREINÉE)

ONGLE (VUE DORSALE)

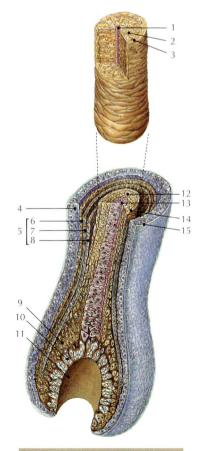

TIGE ET RACINE DU POIL

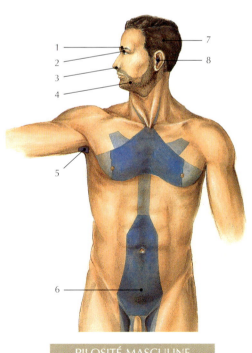

PILOSITÉ MASCULINE

135

GLANDE MAMMAIRE *IN SITU*

1 - Muscle triceps brachial
2 - Muscle grand rond
3 - Muscle grand pectoral
4 - Muscle dentelé antérieur
5 - Processus axillaire du sein
6 - Muscle grand dorsal
7 - Septums interlobulaires (ligament suspenseur du sein)
8 - Muscle oblique externe
9 - Conduit lactifère
10 - Lobule
11 - Papille mammaire (ou mamelon)
12 - Aréole

ALVÉOLE MAMMAIRE *(STRUCTURE)*

1 - Veinule
2 - Lactocyte
3 - Mitochondrie
4 - Noyau
5 - Appareil golgien
6 - Artériole
7 - Lait
8 - Gouttelette lipidique
9 - Granules protéiniques
10 - Conduit alvéolaire lactifère
11 - Myoépithéliocyte stellaire
12 - Nerf

LE SEIN

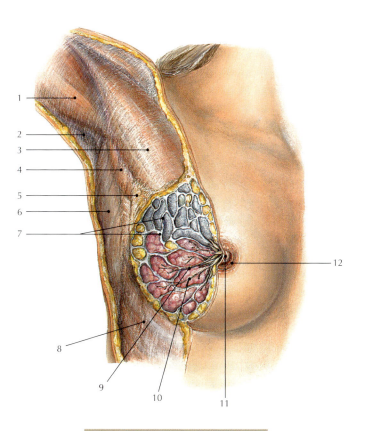

GLANDE MAMMAIRE *IN SITU*

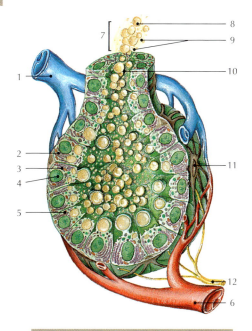

ALVÉOLE MAMMAIRE *(STRUCTURE)*

137

COUPE SAGITTALE DU SEIN

1 - Muscle subclavier
2 - Fascia clavi-pectoral
3 - Fascia endothoracique
4 - Plèvre pariétale
5 - Muscle grand pectoral
6 - Muscle petit pectoral
7 - Graisse rétro-mammaire
8 - Fascia superficiel thoracique
9 - Fascia pectoral
10 - Sillon supra-mammaire
11 - Fascia rétro-mammaire
12 - Fascia prémammaire
13 - Ligament suspenseur du sein
14 - Lobule
15 - Conduit lactifère
16 - Sinus lactifère
17 - Aire criblée et ostiums lactifères
18 - Aréole
19 - Graisse prémammaire
20 - Corps mammaire
21 - Sillon infra-mammaire

SEIN (SITUATION - POLYMASTIE)

1 - Sein accessoire axillaire
2 - Aréole
3 - Mamelon
4 - Lignes mammaires
5 - Sein accessoire pubien

LE SEIN

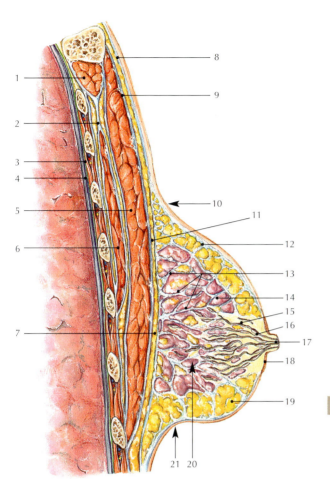

COUPE SAGITTALE DU SEIN

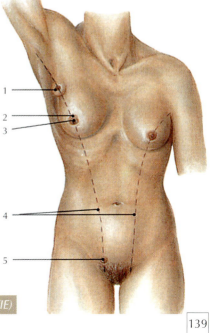

SEIN *(SITUATION - POLYMASTIE)*

LYMPHATIQUES DU SEIN

1 - Lymphonœuds infra-claviculaires
2 - Faisceau latéral du plexus brachial
3 - Nerf musculo-cutané
4 - Veine céphalique
5 - Nerf médian
6 - Nerf ulnaire
7 - Nerf cutané médial de l'avant-bras
8 - Lymphonœuds brachiaux
9 - Nerf cutané médial du bras
10 - Lymphonœuds latéraux
11 - Artère et veines subscapulaires
12 - Nerf thoraco-dorsal
13 - Lymphonœuds centraux
14 - Lymphonœuds subscapulaires
15 - Nerf thoracique long
16 - Artère et veines thoraciques latérales
17 - Lymphonœuds apicaux
18 - Artère et veines thoraciques supérieures
19 - Nerf thoraco-brachial (branche du 2e nerf intercostal)
20 - Lymphonœuds interpectoraux
21 - Lymphonœuds parasternaux
22 - Artère et veines thoraciques internes
23 - Lymphonœuds paramammaires

ARTÈRES ET VEINES DU SEIN

1 - Artère thoracique sup.
2 - Artère axillaire
3 - Artère subscapulaire
4 - Rameau pectoral
5 - Artère thoracique latérale
6 - Artère thoraco-dorsale
7 - Rameaux mammaires latéraux
8 - Rameaux mammaires médiaux
9 - Artère subclavière
10 - Veine jugulaire externe
11 - Artère thoracique interne
12 - Rameau mammaire
13 - Troncs brachio-céphaliques
14 - Cercle veineux mammaire
15 - Veine thoracique interne

LE SEIN

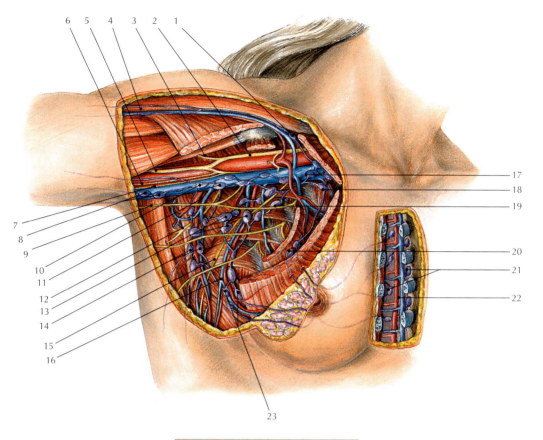

LYMPHATIQUES DU SEIN

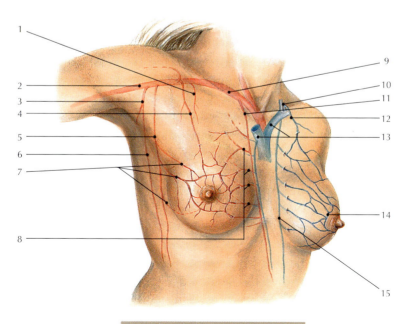

ARTÈRES ET VEINES DU SEIN

141

ORGANOGÉNÈSE *(COUPES TRANSVERSALES)*

À 6 SEMAINES

1 - Mésenchyme
2 - Épiblaste
3 - Crête mammaire

À 4 MOIS

1 - Bourgeon mammaire
2 - Derme
3 - Épiderme

À 6 MOIS

1 - Conduit lactifère
2 - Fossette mammaire

À TERME

Aréole

À LA NAISSANCE

1 - Graisse
2 - Papille mammaire

STADES DE DÉVELOPPEMENT POST-NATAL

1 - STADE S1 (ENFANT)
2 - STADE S2 (PRÉPUBERTÉ)
3 - STADE S3 (PUBERTÉ)
4 - STADE S4 (ADOLESCENCE)
5 - STADE S5 (ADULTE)

LE SEIN

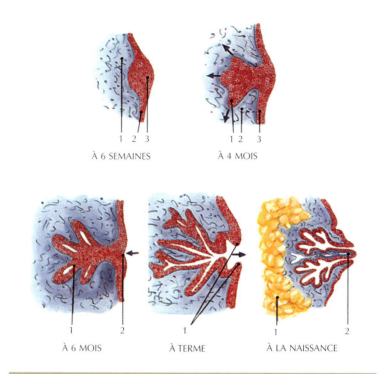

À 6 SEMAINES   À 4 MOIS

À 6 MOIS   À TERME   À LA NAISSANCE

ORGANOGÉNÈSE *(COUPES TRANSVERSALES)*

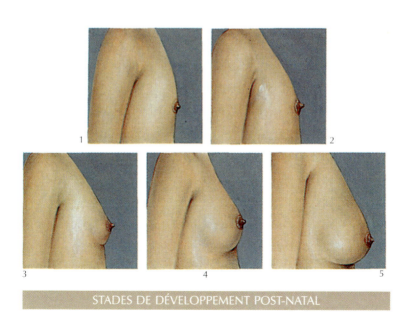

STADES DE DÉVELOPPEMENT POST-NATAL

INDEX

A

Achille, voir tendon calcanéen
Acromion, 10, 12
Aile du sacrum, 20
Aire criblée de la sclère, 104
Aire criblée, 92, 138
Alvéole pulmonaire, 70
Ampoule du canalicule lacrymal, 106
Ampoule du conduit déférent, 94
Ampoule du conduit déférent, 94
Ampoule membraneuse antérieure, 114
Ampoule membraneuse latérale, 114
Ampoule membraneuse postérieure, 114
Ampoule osseuse latéral, 112
Ampoule osseuse postérieure, 112
Ampoule osseuse supérieure, 112
Anastomose cruciforme, 54
Anastomose intersaphène, 64
Angle colique droit, 80, 82
Angle de la mandibule, 16
Angle duodénal supérieur, 82
Angle duodéno-jéjunal, 88
Angle irido-cornéen, 104
Angle sternal (de Louis), 24
Anneau fibreux atrio-ventriculaire droit, 48
Anneau fibreux atrio-ventriculaire gauche, 48
Anneau fibreux de l'ostium aortique, 48
Anneau fibreux de l'ostium
    de l'artère pulmonaire, 48
Anneau inguinal superficiel, 42
Anneau tendineux commun, 108
Anse du néphron, 92
Anse subclavière, 124
Antitragus, 110
Anus, 94, 96, 98, 100, 102
Aorte abdominale, 52
Aorte thoracique, 52, 78, 82
Aorte, 66, 70, 90
Apex de la langue, 72
Apex de la patella, 36
Apex du coccyx, 96, 102
Appareil golgien, 136
Appendice de l'épididyme, 94
Appendice du testicule, 94
Appendice épiploïque, 80
Appendice fibreux du foie, 82
Appendice vermiforme, 78, 80

Appendice vésiculeux de la trompe, 98
Aqueduc du mésencéphale (ou cérébral), 120
Aqueduc du vestibule, 114
Arachnoïde, 122
Arc antérieur de l'atlas, 26
Arc aortique, 46, 50, 52
Arc palato-glosse, 72
Arc palato-pharyngien, 72
Arc postérieur de l'atlas, 26
Arc tendineux du muscle digastrique, 74
Arcade artérielle infra-ovarique, 98
Arcade artérielle infra-tubaire, 98
Arcade palmaire profonde, 52, 56
Arcade palmaire superficielle, 52
Arcade plantaire, 56
Arcade veineuse dorsale du pied, 64
Arcade veineuse palmaire superficielle, 62
Arcade zygomatique, 18
Arcades artérielles, 90
Aréole, 136, 138
Artère acétabulaire, 34
Artère acromio-thoracique, 52
Artère afférente, 92
Artère alvéolaire inférieure, 58
Artère alvéolaire postéro-supérieure, 58
Artère arquée, 54, 92
Artère auriculaire postérieure, 52
Artère axillaire, 52, 140
Artère basilaire, 58, 118
Artère brachiale, 52
Artère buccale, 58
Artère carotide commune, 46, 52, 58
Artère carotide externe, 52, 58
Artère carotide interne, 58, 74, 108, 118
Artère carotide, 110
Artère centrale de la rétine, 104, 108
Artère cérébelleuse antéro-inférieure, 58, 116
Artère cérébelleuse inféro-antérieure, 118
Artère cérébelleuse inféro-postérieure, 118
Artère cérébelleuse postéro-inférieure, 116
Artère cérébelleuse supérieure, 58, 116, 118
Artère cérébrale antérieure, 58, 118
Artère cérébrale moyenne, 58, 116, 118
Artère cérébrale postérieure, 58, 118
Artère cervicale ascendante, 52, 58
Artère cervicale profonde, 52, 58
Artère choroïdienne antérieure, 118
Artère ciliaire courte, 104

145

ARTÈRE CILIAIRE LONGUE

Artère ciliaire longue, 104
Artère circonflexe antérieure de l'humérus, 52
Artère circonflexe de la fibula, 54
Artère circonflexe iliaque profonde, 54
Artère circonflexe iliaque superficielle, 54
Artère circonflexe latérale de la cuisse, 34, 54
Artère circonflexe postérieure de l'humérus, 52
Artère colique gauche, 52
Artère collatérale moyenne, 52
Artère collatérale radiale, 52
Artère collatérale ulnaire inférieure, 52
Artère collatérale ulnaire supérieure, 52
Artère communicante antérieure, 118
Artère communicante postérieure, 58, 118
Artère coronaire droite, 48, 50
Artère coronaire gauche, 50
Artère cystique, 88
Artère des MM. fibulaires, 54
Artère descendante du genou, 54
Artère digitale plantaire du petit orteil, 56
Artère dorsale du pied, 54
Artère du gyrus angulaire, 116
Artère du nœud atrio-ventriculaire, 48
Artère du sillon central, 116
Artère du sillon post-central, 116
Artère du sillon pré-central, 116
Artère du sinus du tarse, 54
Artère épigastrique inférieure, 54
Artère épisclérale, 104
Artère faciale, 52, 58, 74
Artère fémorale, 54
Artère fronto-basale latérale, 116
Artère gastrique droite, 88
Artère gastrique gauche, 52, 88
Artère gastro-duodénale, 88
Artère glutéale inférieure, 54
Artère hépatique commune, 88
Artère hépatique propre, 86, 88
Artère honteuse (voir artère pudendale)
Artère iliaque commune, 52, 94
Artère iliaque externe, 52
Artère iliaque interne, 52
Artère inféro-latérale du genou, 54
Artère inféro-médiale du genou, 54
Artère infra-orbitaire, 58
Artère intercostale postérieure, 52
Artère intercostale suprême, 58
Artère interlobaire, 90, 92
Artère interlobulaire, 84, 92
Artère interosseuse antérieure, 52
Artère interosseuse commune, 52
Artère interosseuse postérieure, 52

Artère intralobulaire, 92
Artère labyrinthique, 58, 118
Artère laryngée inférieure, 58
Artère laryngée supérieure, 58
Artère linguale, 52, 58
Artère lombaire, 52
Artère malléolaire antéro-latérale, 54
Artère malléolaire antéro-médiale, 54
Artère massétérique, 58
Artère maxillaire, 52, 58
Artère méningée moyenne, 58
Artère mésentérique inférieure, 52, 66, 90
Artère mésentérique supérieure, 52, 88, 90
Artère métatarsienne dorsale, 54
Artère nourricière de l'humérus, 52
Artère obturatrice, 34, 54
Artère occipitale, 52, 58
Artère ophtalmique, 58, 108
Artère orbito-frontale latérale, 118
Artère ovarique, 90, 98
Artère palatine ascendante, 58
Artère palatine descendante, 58
Artère pariétale antéro-postérieure, 116
Artère périnéale profonde, 96
Artère périnéale superficielle, 96
Artère pharyngienne ascendante, 52, 58
Artère phrénique inférieure, 52
Artère plantaire latérale, 56
Artère plantaire médiale, 56
Artère plantaire profonde, 54
Artère poplitée, 54
Artère principale du pouce, 52, 56
Artère profonde de la cuisse, 54
Artère profonde du bras, 52
Artère pudendale externe, 54
Artère pudendale interne, 96
Artère pulmonaire, 46, 50, 70
Artère radiaire, 104
Artère radiale de l'index, 52, 56
Artère radiale, 52, 56
Artère rectale inférieure, 96
Artère rectale supérieure, 52, 98
Artère recurrente fibulaire antérieure, 54
Artère récurrente radiale, 52
Artère recurrente tibiale antérieure, 54
Artère récurrente tibiale médiale, 54
Artère récurrente ulnaire, 52
Artère rénale, 52, 90
Artère sacrale médiane, 52, 98
Artère satellite du nerf radial, 52
Artère scapulaire dorsale, 52, 58
Artère segmentaire, 90

Artère sigmoïdienne, 52
Artère sphéno-palatine, 58
Artère spinale antérieure, 118
Artère splénique, 88
Artère subclavière, 140
Artère subclavière, 58
Artère subscapulaire, 52, 140
Artère supéro-latérale du genou, 54
Artère supéro-médiale du genou, 54
Artère supra dorsale, 52
Artère supra-scapulaire, 58
Artère surrénale moyenne, 52
Artère tarsienne latérale, 54
Artère tarsienne médiale, 54
Artère temporale antérieure, 116, 118
Artère temporale intermédiaire, 116
Artère temporale moyenne, 52
Artère temporale postérieure, 116
Artère temporale superficielle, 52, 58
Artère testiculaire, 52
Artère thoracique interne, 58, 140
Artère thoracique latérale, 52, 140
Artère thoracique supérieure, 140
Artère thoraco-dorsale, 52, 140
Artère thyroïdienne inférieure, 52, 58
Artère thyroïdienne supérieure, 52, 58
Artère tibiale antérieure, 54
Artère tibiale postérieure, 54
Artère transverse de la face, 52
Artère transverse du cou, 52, 58
Artère transverse superficielle, 58
Artère tubaire moyenne, 98
Artère ulnaire, 52, 56
Artère utérine, 98
Artère vertébrale, 52, 58, 116, 118
Artère zygomatico-orbitaire, 52
Artère périnéale profonde, 102
Artère périnéale superficielle, 102
Artère rectale inférieure, 102
Artères digitales communes, 52
Artères digitales dorsales, 54
Artères digitales palmaires communes, 56
Artères digitales palmaires propres, 52, 56
Artères digitales plantaires communes, 56
Artères digitales plantaires propres, 56
Artères métacarpiennes palmaires, 52, 56
Artères métatarsiennes plantaires, 56
Artères perforantes distales, 54
Artères perforantes proximales, 54
Artères pontiques, 118
Artères pudendales externes, 54
Artères striées, 118

Artères temporales profondes, 58
Artériole interlobulaire, 90
Artériole pulmonaire, 70
Articulation carpo-métacarpienne du pouce, 32
Articulation de l'os pisiforme, 32
Articulation incudo-malléaire, 110
Articulation incudo-stapédienne, 110
Articulation médio-carpienne, 32
Articulation radio-carpienne, 32
Articulation radio-ulnaire distale, 32
Articulation sterno-claviculaire, 28
Articulation zygapophysaire, 34
Articulations interphalangiennes, 40
Articulations métatarso-phalangiennes, 40
Aschoff, voir nœud atrio-ventriculaire
Astérion, 16
Atlas (C1), 12, 20, 24, 26
Atrium alvéolaire, 70
Atrium gauche, 50
Auricule droite, 46, 48
Auricule gauche, 46, 48, 50
Axis, 12, 20, 26

B

Barbe, 134
Bartholin, voir glande
    vestibulaire majeure
Bourse bicipito-radiale, 30
Bourse du poil, 132, 134
Bourse infrapatellaire profonde, 36
Bourse omentale, 82
Bourse sous-cutanée olécrânienne, 30
Bourse subacromiale, 28
Bourse subdeltoïdienne, 28
Bourse subtendineuse du
    m. obturateur interne, 34
Bourse subtendineuse du m. ilio-psoas, 34
Bourse supra-patellaire, 36
Bourse trochantérique du m. petit fessier, 34
Branche de la mandibule, 14
Branche du faisceau atrio-ventriculaire, 50
Branche grêle de l'anse du néphron, 92
Branche ischio-pubienne, 96
Branche longue de l'incus, 110
Branche osseuse commune, 112
Branche pariétale, 52
Branche perforante de l'artère fibulaire, 54
Branche postérieure, 110
Branche profonde du nerf radial, 126, 128

BRANCHE PROFONDE

Branche profonde, 56
Branche saphène, 54
Branche superficielle du nerf radial, 126, 128
Branche superficielle, 56
Branche transverse, 54
Branches de l'anthélix, 110
Bregma, 16
Bronche (BI) et rameaux apicaux, 70
Bronche (BI) et rameaux apicaux, 70
Bronche (BII) et rameaux postérieurs, 70
Bronche (BIII) et rameaux antérieurs, 70
Bronche (BIV) et rameaux latéraux, 70
Bronche (BIV) et rameaux lingulaires
    supérieurs, 70
Bronche (BIX) et rameaux basaux latéraux, 70
Bronche (BV) et rameaux lingulaires
    inférieures, 70
Bronche (BV) et rameaux médiaux, 70
Bronche (BVI) et rameaux apicaux ou
    supérieurs, 70
Bronche (BVII) et rameaux basaux médiaux
    ou cardiaques, 70
Bronche (BVIII) et rameaux basaux antérieurs, 70
Bronche (BX) et rameaux basaux postérieurs, 70
Bronches et vaisseaux segmentaires droits, 70
Bronches et vaisseaux segmentaires gauches, 70
Bronches principales, 70
Bronchiole respiratoire, 70
Bronchiole terminale, 70
Bronchiole, 70
Bulbe du corps spongieux, 96
Bulbe oculaire, 108
Bulbe olfactif, 118
Bulbe pileux, 132, 134
Bulbe vestibulaire, 102

C

C1, 124
Cæcum, 78, 80
Calcanéus, 10
Calice majeur, 90
Calice mineur, 90
Canal anal, 66, 98
Canal carotidien, 18
Canal central de la moelle spinale, 120
Canal cervical et plis palmés, 98
Canal condylaire, 18
Canal facial, 18
Canal grand palatin, 18

Canal hyaloïdien, 104
Canal hypoglosse, 18
Canal mandibulaire, 76
Canal optique, 14, 18
Canal pylorique, 80
Canal semi-circulaire latéral, 112
Canal semi-circulaire postérieur, 112
Canal semi-circulaire supérieur, 112
Canalicule biliaire, 84
Canalicule lacrymal, 106
Canine, 76
Capillaire subpleural, 70
Capitatum, 10, 12, 32
Capitulum huméral, 10
Capsule articulaire, 28, 30, 34, 36
Capsule du glomérule, 92
Capsule fibreuse du rein, 90, 92
Capsule interne, 120
Cardia, 80
Carina urétrale du vagin, 100
Caroncules hyménéales, 100
Cartilage costal, 10
Cartilage de la trompe auditive, 110
Cavité d'une ampoule membraneuse, 114
Cavité orale, 78
Cavité pulpaire, 74
Cavité utérine, 98
Cellule ciliée sensorielle, 114
Cellule mésangiale, 92
Cellules juxta-glomérulaires, 92
Cément, 74
Centre germinal du nodule lymphatique, 62
Centre tendineux du périnée, 94, 96, 98, 102
Cercle veineux mammaire, 140
Cervelet, 116
Chambre antérieure de l'œil, 104
Chambre postérieure de l'œil, 104
Champ visuel aire maculaire, 108
Cheveux, 134
Chiasma optique, 108, 118
Choanes, 18
Choroïde, 104, 106
Cils, 106, 134
Citerne du chyle, 60
Claustrum, 120
Clavicule, 10, 12, 68
Clitoris, 98
Coccyx, 12, 20, 22, 24, 96
Cochlée, 110, 112
Cœur, 46, 48, 50
Col de la fibula, 10, 12
Col du fémur, 10, 12

Col du gland, 96
Col du radius, 10
Col de la vésicule biliaire, 88
Collet de la dent, 74
Colliculus supérieur, 108
Côlon ascendant, 78, 80
Côlon descendant, 78
Côlon sigmoïde, 66, 78, 94
Côlon transverse, 78, 82
Colonne antérieure des rides du vagin, 98, 100
Colonne rénale, 90
Commissure antérieure des lèvres, 100
Commissure antérieure du cerveau, 116
Commissure postérieure des lèvres, 100
Conduit alvéolaire lactifère, 136
Conduit cholédoque, 88
Conduit cochléaire, 112, 114
Conduit cystique, 88
Conduit déférent, 94
Conduit endolymphatique, 114
Conduit hépatique commun, 88
Conduit hépatique, 86
Conduit lacrymo-nasal, 106
Conduit lactifère, 136, 138
Conduit lymphatique droit, 60
Conduit pancréatique accessoire, 88
Conduit pancréatique, 88
Conduit parotidien, 72
Conduit semi-circulaire antérieur, 114
Conduit semi-circulaire latéral, 114
Conduit semi-circulaire postérieur, 114
Conduit submandibulaire, 72, 74
Conduit thoracique, 60, 66, 82
Conduit utriculo-sacculaire, 114
Condyle latéral du fémur, 12, 36
Condyle latéral du tibia, 10, 12
Condyle médial du fémur, 12, 36
Condyle médial du tibia, 10
Condyle occipital, 16, 18
Confluent des sinus, 58
Conjonctive bulbaire, 104
Conjonctive, 104
Conque, 110
Cordages tendineux , 48
Corde du tympan, 74
Corde oblique, 30
Corne frontale, 120
Corne occipitale, 120
Corne temporale, 120
Corne utérine, 98
Cornée, 104, 106
Cornet inférieur, 14

Corps adipeux de la bouche, 72
Corps adipeux infra-patellaire, 36
Corps calleux, 116, 120
Corps caverneux, 94, 96, 102
Corps ciliaire, 104
Corps de l'épididyme, 94
Corps de l'utérus, 98
Corps de la mandibule, 14
Corps du pancréas, 88
Corps du pénis, 96
Corps du sternum, 24
Corps géniculé latéral, 108
Corps jaune, 98
Corps mamillaire, 118
Corps mammaire, 138
Corps spongieux, 94, 96
Corps utérin, 98
Corps vertébral, 26
Corps vitré, 104
Corpuscule bulboïde (Golgi, Krause), 132, 134
Corpuscule encapsulé (Ruffini), 132, 134
Corpuscule lamelleux (Vater-Pacini), 132, 134
Corpuscule méniscoïde (Merkel), 132, 134
Corpuscule rénal, 92
Corpuscule tactile capsulé (Meissner), 132, 134
Cortex visuel, 108
Cortex, 62, 92, 106, 134
Côte, 10, 12, 20, 22, 26
Couche basale (stratum basal), 132, 134
Couche circulaire, 80
Couche cornée (stratum corneum), 132 134
Couche épithéliale granulifère (Huxley), 134
Couche épithéliale pâle, 134
Couche granulaire de la racine de la dent, 74
Couche granuleuse (stratum granulosum), 132, 134
Couche longitudinale, 80
Coupole pleurale, 68
Couronne ciliaire, 106
Couronne clinique, 74
Couronne de la dent, 74
Couronne du gland, 96
Couronne du nodule lymphatique, 62
Crête ampullaire, 114
Crête frontale, 18
Crête iliaque, 10, 22
Crête occipitale externe, 16, 18
Crête sacrale latérale, 22
Crête sacrale médiale, 22
Crête sacrale médiane, 12, 22
Crête terminale, 48
Crista galli, 18
Cristallin, 104, 106

CUIR CHEVELU

Cuir chevelu, 122
Cul-de-sac recto-utérin (de Douglas), 98
Cul-de-sac recto-vésical (de Douglas), 94
Cunéus, 116
Cupule gélatineuse, 114
Cuspide de la dent, 48
Cuspide septale, 48
Cuticule du poil, 134

D

Dartos, 94
Darwin, voir tubercule de l'auricule
Décussation pyramidale, 120
Dent de l'axis, 26
Dent de sagesse, 76
Dentine, 74
Derme, 132, 134
Diaphragme uro-génital, 94
Diaphragme, 46, 68, 78, 82, 84, 90
Diplöe, 122
Dos de l'ongle, 134
Dos de la langue, 72
Dos de la selle, 18
Dos du pénis, 94
Douglas (voir cul-de-sac)
Ductule biliaire, 84
Ductules excréteurs lacrymaux, 106
Ductus réuniens, 114
Duodénum, 78
Dure-mère, 114, 116, 122

E

Émail, 74
Empreinte colique, 84
Empreinte duodénale, 84
Empreinte gastrique, 84
Empreinte rénale, 84
Empreinte surrénale, 84
Épicondyle de l'humérus, 12
Épicondyle du fémur, 10, 36
Épiderme, 132, 134
Épididyme, 94
Épine de la scapula, 12
Épine iliaque antéro-supérieure, 10
Épine iliaque postéro-inférieure, 12
Épine iliaque postéro-supérieure, 12

Épine ischiatique, 12
Épine mentonnière inférieure, 16
Épine mentonnière supérieure, 16
Épithéliocyte cilié sensoriel externe, 112
Épithéliocyte de soutien, 114
Épithéliocyte du pilier externe, 112
Épithéliocyte du pilier interne, 112
Épithéliocyte limitant externe, 112
Épithéliocyte limitant interne, 112
Épithéliocyte phalangien interne, 112
Épithéliocyte phalangiens externes, 112
Epoöphoron, 98
Espace épicrânien, 122
Espace intervaginal, 104
Espace périlymphatique, 114
Espace rétro-pubien, 94, 98
Espace sub-arachnoïdien, 122
Estomac, 66, 78
Eustache, voir valvule
       de la veine cave inférieure

F

Faisceau antérieur du ligament
       collatéral radial, 30
Faisceau antérieur du ligament
       collatéral ulnaire, 30
Faisceau arciforme du ligament
       collatéral ulnaire, 30
Faisceau atrio-ventriculaire (de His), 50
Faisceau dorsal du ligament collatéral
       métacarpo-phalangien, 30
Faisceau latéral du plexus
       brachial, 124, 128, 140
Faisceau médial du plexus brachial, 124, 128
Faisceau moyen du ligament collatéral radial, 30
Faisceau moyen du ligament
       collatéral ulnaire, 30
Faisceau palmaire du ligament collatéral
       métacarpo-phalangien, 30
Faisceau postérieur du ligament collatéral
       radial, 30
Faisceau postérieur du ligament collatéral
       ulnaire, 30
Faisceau postérieur du plexus brachial, 124, 128
Fascia clavi-pectoral, 138
Fascia crémastérique, 94
Fascia endothoracique, 138
Fascia inférieur du diaphragme
       uro-génital, 96, 102

Fascia pectoral, 138
Fascia périnéal superficiel, 94
Fascia prémammaire, 138
Fascia présacral, 94
Fascia rétro-mammaire, 138
Fascia spermatique externe, 94, 96
Fascia spermatique interne, 94
Fascia spermatique profond, 94
Fascia spermatique superficiel, 94
Fascia superficiel du périnée, 96, 102
Fascia superficiel thoracique, 138
Fascia supérieur du diaphragme uro-génital, 94
Fascia thoraco-lombaire, 44
Faux du cerveau, 122
Faux inguinale, 42
Fémur, 10, 12
Fenêtre cochléaire, 110, 112
Fenêtre vestibulaire, 110, 112
Fibres circulaires du muscle ciliaire, 106
Fibres du cristallin, 106
Fibres élastiques longitudinales, 70
Fibres méridiennes du muscle ciliaire, 106
Fibres zonulaires, 106
Fibula, 10, 12
Fissure droite, 86
Fissure gauche, 86
Fissure hépatique gauche, 86
Fissure longitudinale, 120
Fissure orbitaire inférieure, 14, 18
Fissure orbitaire supérieure, 14, 18
Fissure principale, 86
Flack, voir nœud sinu-atrial
Flocculus, 120
Foie, 78, 88
Follicule ovarique, 98
Follicule pileux, 132, 134
Foramen caecum, 18
Foramen de l'apex de la dent, 74
Foramen déchiré, 18
Foramen épineux, 18
Foramen épiploïque, 82
Foramen infra-orbitaire, 14, 16
Foramen interventriculaire, 116, 120
Foramen intervertébral, 24
Foramen jugulaire, 18
Foramen magnum, 18
Foramen mandibulaire, 16
Foramen mastoïdien, 18
Foramen mentonnier, 14, 16
Foramen obturé, 10
Foramen ovale, 18
Foramen pariétal, 16

Foramen rond, 18
Foramen sacral dorsal, 12, 22
Foramen sacral pelvien, 10, 20
Foramen supra-orbitaire, 16
Foramen transversaire, 26
Foramen vertébral, 26
Foramen zygomatico-facial, 14
Fornix du sac lacrymal, 106
Fornix supérieure de la conjonctive, 106
Fornix vaginal, 98
Fornix (de l'encéphale), 116
Fosse canine, 14
Fosse cérébelleuse, 18
Fosse cérébrale, 18
Fosse de l'acétabulum, 34
Fosse digastrique, 16
Fosse du conduit veineux, 84
Fosse du sac lacrymal, 16
Fosse incisive, 16, 18
Fosse infra-épineuse, 12
Fosse inguinale latérale, 94
Fosse intercondylaire, 12
Fosse interpédonculaire, 120
Fosse ischio-rectale, 96, 102
Fosse mandibulaire, 18
Fosse olécrânienne, 12
Fosse ovale, 48, 50
Fosse ptérygoïdienne, 18
Fosse scaphoïde, 18
Fosse sublinguale, 16
Fosse submandibulaire, 16
Fosse supra-épineuse, 12
Fosse temporale, 14
Fosse triangulaire, 110
Fosse vestibulaire, 100
Fossette coccygienne, 98
Fossette costale du processus transverse, 26
Fossette costale inférieure, 26
Fossette costale supérieure, 26
Fossette costale, 24
Fossette ovarique, 98
Fovéa centralis, 104
Fovéa dentis, 26
Frange ovarique, 98
Frange tubaire, 98
Frein de la lèvre inférieure, 72
Frein de la lèvre supérieure, 72
Frein de la valve iléo-cæcale, 80
Frein des lèvres (de la vulve), 100
Frein du clitoris, 100
Frein du prépuce, 96
Frontal, 10, 12, 16

FUNDUS DE L'ESTOMAC

Fundus de l'estomac, 82
Fundus utérin, 98
Fundus, 80, 88

G

Gaine de la cuticule, 134
Gaine du m. droit de l'abdomen, 42
Gaine épithéliale externe, 134
Gaine épithéliale interne, 134
Gaine externe, 104
Gaine fibreuse des doigts, 30
Gaine interne, 104
Gaine rectusienne, 42
Gaine synoviale du long chef
du biceps brachial, 28
Galéa aponévrotique, 122
Galien, voir grande veine cerébrale
Ganglion aorticorénal, 124
Ganglion cervical moyen, 124
Ganglion cervical supérieur, 124
Ganglion cervico-thoracique, 124
Ganglion ciliaire, 108
Ganglion cœliaque, 124
Ganglion géniculé, 74
Ganglion inférieur du X, 124
Ganglion mésentérique inférieur, 124
Ganglion mésentérique supérieur, 124
Ganglion ptérygo-palatin, 74
Ganglion spiral, 112
Ganglion stellaire, 124
Ganglion submandibulaire, 72, 74
Ganglion trigéminal, 74
Ganglion vestibulaire, 114
Ganglions cochléaires, 114
Ganglions thoraciques, 124
Gencive, 72
Glabelle, 14
Gland du clitoris, 94, 100, 102
Gland du pénis, 94, 96
Glande bulbo-urétrale, 94
Glande labiale, 74
Glande parotide, 72
Glande sébacée, 74,132, 134
Glande séminale, 94
Glande sublinguale, 72
Glande submandibulaire, 72, 74
Glande sudorifère, 132,134
Glande surrénale droite, 90
Glande surrénale gauche, 90

Glande thyroïde, 46
Glande vestibulaire majeure
(de Bartholin), 102
Glandes lacrymales accessoires, 106
Globus pallidus, 120
Glomérule rénal, 92
Glomis cutané, 132, 134
Glomus coccygien, 54
Gnathion, 16
Golgi : voir corpuscule
Gonion, 16
Gouttelette lipidique, 136
Gouttière scaphoïde, 110
Graisse prémammaire, 138
Graisse rétro-mammaire, 138
Grand cercle artériel de l'iris, 104
Grand nerf pétreux superficiel, 74
Grand neurone pyramidal, 122
Grand omentum, 80, 82
Grand trochanter, 10, 12
Grande aile du sphénoïde, 14, 18
Grande courbure de l'estomac, 80
Grande lèvre, 98, 100
Grande veine cardiaque, 50
Grande veine cérébrale
(de Galien), 58
Granulations arachnoïdiennes, 122
Granules protéiniques, 136
Gyrus angulaire, 116
Gyrus du cingulum, 116
Gyrus frontal inférieur, 116
Gyrus frontal médial, 116
Gyrus frontal moyen, 116
Gyrus frontal supérieur, 116
Gyrus lingual, 116
Gyrus occipital inférieur, 116
Gyrus occipital latéral, 116
Gyrus occipital médial, 116
Gyrus occipital moyen, 116
Gyrus occipital supérieur, 116
Gyrus para-hippocampal, 116
Gyrus para-terminal, 116
Gyrus pariétal inférieur, 116
Gyrus pariétal supérieur, 116
Gyrus post-central, 116
Gyrus pré-central, 116
Gyrus supra-marginal, 116
Gyrus temporal inférieur, 116
Gyrus temporal latéral, 116
Gyrus temporal médial, 116
Gyrus temporal moyen, 116
Gyrus temporal supérieur, 116

H

Hamatum, 10, 12, 32
Hamulus de la lame spirale, 112
Haustration du côlon, 80
Hélicotrème, 112
Hélix, 110
Hépatocyte, 84
Hiatus du canal
   du n. grand pétreux, 18
Hiatus du canal
   du n. petit pétreux, 18
Hiatus sacral, 22
Hile pulmonaire gauche, 68
Hile, 62
Hippocampe, 120
His, voir faisceau atrio-ventriculaire
Humérus, 10, 12
Hymen, 100
Hypophyse, 118

I

Iléum, 78
Ilium, 10
Incisive, 76
Incisure cardiale, 80
Incisure costale, 24
Incisure mastoïdienne, 18
Incisure supra-frontale, 14
Incus, 110
Infundibulum artériel, 48
Inion, 16
Iris, 104
Ischium, 10
Isthme de la trompe auditive, 110
Isthme du gosier, 72

J

Jéjunum, 78
Jugum sphénoïdal, 18

K

Keith, voir nœud sinu-atrial
Krause, voir corpuscule

L

Labrum acétabulaire, 34
Labrum glénoïdal, 28
Lac lacrymal, 106
Lactocyte, 136
Lambda, 16
Lame basilaire, 112
Lame criblée, 18
Lame de la vertèbre, 26
Lame granulaire externe, 122
Lame granulaire interne, 122
Lame horizontale du palatin, 18
Lame latérale du processus ptérygoïde, 18
Lame médiale du processus ptérygoïde, 18
Lame membranacée, 110
Lame moléculaire, 122
Lame multiforme, 122
Lame orbitaire (ethmoïde), 14
Lame perpendulaire (ethmoïde), 14
Lame profonde, 106
Lame pyramidale externe, 122
Lame pyramidale interne, 122
Lame spirale osseuse, 112
Lame superficielle, 106
Lame terminale, 116
Lames hépatiques, 84
Langue, 78
Larynx, 78
Lèvre inférieure, 72, 74
Lèvre supérieure, 72
Ligament acromio-claviculaire, 28
Ligament annulaire du radius, 30
Ligament ano-coccygien, 94, 96, 98, 102
Ligament antérieur de la tête fibulaire, 36
Ligament arqué du pubis, 34
Ligament bifurqué, 38
Ligament calcanéo-cuboïdien plantaire, 38, 40
Ligament calcanéo-fibulaire, 38
Ligament calcanéo-naviculaire plantaire, 38, 40
Ligament collatéral fibulaire, 36
Ligament collatéral métatarso-phalangien, 38
Ligament collatéral radial du carpe, 30, 32
Ligament collatéral tibial, 36
Ligament collatéral ulnaire du carpe, 30, 32
Ligament collatéral, 30
Ligament conoïde, 28
Ligament coraco-acromial, 28
Ligament coraco-huméral, 28
Ligament costo-claviculaire, 28
Ligament croisé antérieur, 36

Ligament croisé postérieur, 36
Ligament cuboïdo-naviculaire dorsal, 38
Ligament cuboïdo-naviculaire plantaire, 40
Ligament cunéo-cuboïdien dorsal, 38
Ligament cunéo-cuboïdien plantaire, 40
Ligament de la tête fémorale, 34
Ligament dento-alvéolaire, 74
Ligament épididymaire inférieur, 94
Ligament épididymaire supérieur, 94
Ligament falciforme, 78, 82, 84
Ligament gastro-colique, 82
Ligament gastro-hépatique, 82
Ligament gastro-splénique, 82
Ligament gingival, 74
Ligament gléno-huméral inférieur, 28
Ligament gléno-huméral moyen, 28
Ligament gléno-huméral supérieur, 28
Ligament hépato-duodénal, 82
Ligament huméral transverse, 28
Ligament ilio-fémoral, 34
Ligament inguinal, 42
Ligament inter-claviculaire, 28
Ligament interosseux, 32
Ligament ischio-fémoral, 34
Ligament latéral du malléus, 110
Ligament longitudinal antérieur, 34
Ligament méniscal antéro-médial, 36
Ligament métacarpien transverse profond, 30
Ligament métatarsien transverse profond, 40
Ligament ombilical médian, 94
Ligament patellaire, 36, 42
Ligament pectiné, 106
Ligament phrénico-colique droit, 82
Ligament phrénico-colique gauche, 82
Ligament piso-hamatum, 30
Ligament piso-métacarpien, 30
Ligament plantaire long, 38, 40
Ligament propre de l'ovaire, 98
Ligament pubo-fémoral, 34
Ligament radio-carpien palmaire, 30
Ligament radio-ulnaire antérieur, 30
Ligament rond du foie, 82, 84, 86
Ligament rond de l'utérus, 98
Ligament sacro-coccygien ventral, 34
Ligament sacro-épineux, 34
Ligament sacro-iliaque ventral, 34
Ligament sacro-tubéral, 34, 96
Ligament scrotal, 94
Ligament spiral, 112
Ligament sterno-claviculaire antérieur, 28
Ligament sterno-costal intra-articulaire, 28
Ligament sterno-costal radié, 28

Ligament supérieur de l'incus, 110
Ligament supérieur du malléus, 110
Ligament suspenseur du clitoris, 102
Ligament suspenseur du pénis, 94
Ligament suspenseur du sein, 136, 138
Ligament talo-calcanéen interosseux, 38
Ligament talo-calcanéen latéral, 38
Ligament talo-calcanéen médial, 38
Ligament talo-calcanéen postérieur, 38
Ligament talo-fibulaire antérieur, 38
Ligament talo-naviculaire, 38
Ligament tarso-métatarsien dorsal, 38
Ligament tibio-calcanéen, 38
Ligament tibio-fibulaire antérieur, 38
Ligament tibio-fibulaire postérieur, 38
Ligament tibio-naviculaire, 38
Ligament tibio-talaire antérieur, 38
Ligament tibio-talaire postérieur, 38
Ligament transverse du genou, 36
Ligament transverse supérieur de la scapula, 28
Ligament trapézoïde, 28
Ligament triangulaire droit, 84
Ligament triangulaire gauche, 84
Ligament ulno-carpien palmaire, 30
Ligament utéro-sacral, 98
Ligaments carpo-métacarpiens palmaires, 30
Ligaments collatéraux, 40
Ligaments cunéo-naviculaires dorsaux, 38
Ligaments cunéo-naviculaires plantaires, 40
Ligaments ilio-lombaires, 34
Ligaments intercunéiformes dorsaux, 38
Ligaments intercunéiformes plantaires, 40
Ligaments interépineux, 34
Ligaments jaunes, 34
Ligaments métacarpiens interosseux, 32
Ligaments métacarpiens palmaires, 30
Ligaments métarsiens dorsaux, 38
Ligaments métatarsiens plantaires, 40
Ligaments plantaires, 40
Ligaments sacro-coccygiens dorsaux, 34
Ligaments sacro-coccygiens latéraux, 34
Ligaments sacro-iliaques dorsaux, 34
Ligaments tarso-métatarsiens plantaires, 40
Ligne âpre, 12
Ligne de gravité du corps, 24
Ligne du m. soléaire, 12
Ligne mylo-hyoïdienne, 16
Ligne nucale inférieure, 16, 18
Ligne nucale supérieure, 16, 18
Ligne nucale suprême, 16
Ligne pectinée, 12
Ligne temporale inférieure, 16

Ligne temporale supérieure, 16
Ligne temporale, 14
Lignes mammaires, 138
Lignes transverses du sacrum, 20
Limbe antérieur de la paupière, 106
Limbe cornéen, 104
Limbe de la lame spirale, 112
Lingula, 16
Lobe carré du foie, 82
Lobe carré, 84
Lobe caudé, 82, 84, 86
Lobe droit du foie, 82
Lobe gauche du foie, 82
Lobe inférieur droit, 68
Lobe inférieur gauche, 68
Lobe inférieur, 68
Lobe moyen, 68
Lobe supérieur droit, 68
Lobe supérieur gauche, 68
Lobe supérieur, 68
Lobule hépatique, 84
Lobule paracentral, 116
Lobule rénal, 90
Lobule, 110, 136, 138
Lunatum, 10, 12, 32
Lunule, 134
Lymphonœuds apicaux, 140
Lymphonœuds brachiaux, 140
Lymphonœuds centraux, 140
Lymphonœuds infra-claviculaires, 140
Lymphonœuds interpectoraux, 140
Lymphonœuds latéraux, 140
Lymphonœuds paramammaires, 140
Lymphonœuds parasternaux, 140
Lymphonœuds subscapulaires, 140

M

Macules de l'utricule, 114
Malléole latérale, 10, 12
Malléole médiale, 10, 12, 40
Malléus, 110
Mamelon, 136, 138
Manche du malléus, 110
Mandibule, 10, 12
Manubrium sternal, 10
Manubrium, 24
Masse latérale, 26
Maxillaire, 10, 16
Méat acoustique externe, 16, 18, 110

Méat acoustique interne, 18
Médulla du nœud lymphatique, 62
Médulla du poil, 132, 134
Médulla du rein, 92
Meissner, voir corpuscule
Mélanocyte, 134
Membrana tectoria, 112
Membrane basale, 92
Membrane basilaire, 112
Membrane des statoconies, 114
Membrane interosseuse antébrachiale, 30
Membrane interosseuse crurale, 36, 38
Membrane obturatrice, 34, 94
Membrane périnéale, 96, 102
Membrane synoviale, 28
Ménisque latéral, 36
Ménisque médial, 36
Merkel, voir corpuscule
Mésocôlon transverse, 80, 82
Mésomètre, 98
Mésosalpinx, 98
Mésosigmoïde, 94
Mésovarium, 98
Métacarpien, 10
Métatarsien, 10
Mitochondrie, 136
Molaire, 76
Mont du pubis, 100
Muscle abaisseur de la lèvre inférieure, 74
Muscle abducteur de l'hallux, 56
Muscle adducteur de l'hallux
    (chef oblique et chef transverse), 56
Muscle anconé, 44
Muscle arrecteur, 132, 134
Muscle articulaire du genou, 36
Muscle biceps brachial, 30, 42, 44, 126
Muscle biceps fémoral, 36, 44, 130
Muscle brachial antérieur, 42
Muscle brachial, 30, 44, 126
Muscle brachio-radial, 42, 44, 56, 126
Muscle buccinateur, 72, 74
Muscle bulbo-caverneux, 94
Muscle bulbo-spongieux, 96, 102
Muscle carré fémoral, 34, 44
Muscle carré plantaire, 56
Muscle ciliaire, 104
Muscle compresseur de l'urètre, 102
Muscle coraco-brachial, 42
Muscle court abducteur du pouce, 56
Muscle court adducteur, 42, 44
Muscle court extenseur de l'hallux, 42
Muscle court extenseur du pouce, 44, 128

Muscle court extenseur radial
du carpe, 42, 44, 128
Muscle court fibulaire, 40, 42, 44
Muscle court fléchisseur des orteils, 40, 56
Muscle court fléchisseur du pouce, 56
Muscle crémaster, 94
Muscle deltoïde, 28, 42, 44
Muscle dentelé antérieur, 42, 44, 136
Muscle dentelé postéro-inférieur, 44
Muscle dentelé postéro-supérieur, 44
Muscle digastrique, 72, 74
Muscle dilatateur de la pupille, 106
Muscle droit de l'abdomen, 42
Muscle droit fémoral, 34, 42
Muscle droit inférieur, 104, 108
Muscle droit latéral, 108
Muscle droit médial, 108
Muscle droit supérieur, 104, 106, 108
Muscle élévateur de l'anus, 94, 96, 98, 102
Muscle élévateur de la paupière
supérieure, 106, 108
Muscle élévateur de la scapula, 42, 44
Muscle élévateur du voile du palais, 110
Muscle érecteur du rachis, 44
Muscle extenseur de l'index, 44
Muscle extenseur des doigts, 44, 128
Muscle extenseur du pouce, 128
Muscle extenseur du petit doigt, 44
Muscle extenseur ulnaire
du carpe, 44, 128
Muscle fléchisseur profond
des doigts, 30, 56, 126
Muscle fléchisseur radial
du carpe, 42, 44, 56, 126
Muscle fléchisseur superficiel
des doigts, 30, 42, 44, 56, 126
Muscle fléchisseur ulnaire du carpe, 42, 44
Muscle gastrocnémien, 36, 42, 44
Muscle génio-glosse, 74
Muscle gracile, 42, 44
Muscle grand adducteur, 36, 42, 44
Muscle grand dorsal, 28, 42, 44, 136
Muscle grand fessier, 44, 96, 102
Muscle grand pectoral, 28, 42, 136, 138
Muscle grand psoas, 90
Muscle grand rhomboïde, 44
Muscle grand rond, 28, 42, 44, 136
Muscle iliaque, 90
Muscle ilio-psoas, 34, 42
Muscle infra-épineux, 44
Muscle intercostal, 42
Muscle ischio-caverneux, 94, 96, 102

Muscle jumeau inférieur, 44
Muscle jumeau supérieur, 44
Muscle long abducteur du pouce, 56, 128
Muscle long adducteur du pouce, 42, 44
Muscle long extenseur de l'hallux, 42
Muscle long extenseur des orteils, 42
Muscle long extenseur du pouce, 44, 128
Muscle long extenseur radial
du carpe, 42, 44, 128
Muscle long fibulaire, 40, 42, 44
Muscle long fléchisseur des orteils, 40, 42
Muscle long fléchisseur du hallux, 40, 42
Muscle long fléchisseur
du pouce, 56, 126
Muscle long palmaire, 42, 44, 56, 126
Muscle masséter, 72
Muscle mentonnier, 74
Muscle moyen fessier, 34, 42, 44
Muscle oblique externe, 42, 44, 136
Muscle oblique inférieur, 108
Muscle oblique interne, 42, 44
Muscle oblique supérieur, 108
Muscle obturateur externe, 44
Muscle obturateur interne, 44
Muscle omo-hyoïdien, 42
Muscle opposant du pouce, 56
Muscle orbiculaire de la bouche, 74
Muscle orbiculaire des paupières, 106
Muscle papillaire, 48
Muscle pectiné, 42
Muscle petit fessier, 44
Muscle petit pectoral, 42, 138
Muscle petit rhomboïde, 44
Muscle petit rond, 44
Muscle piriforme, 44
Muscle plantaire réséqué, 44
Muscle plantaire, 44
Muscle poplité, 36, 44
Muscle ptérygoïdien latéral, 74
Muscle ptérygoïdien médial, 74
Muscle pubo-rectal, 98
Muscle pyramidal, 42
Muscle quadriceps, 36
Muscle rond pronateur, 42, 126
Muscle sartorius, 42, 130
Muscle scalène, 42
Muscle semi-épineux de la tête, 44
Muscle semi-membraneux, 36, 44
Muscle semi-tendineux, 44
Muscle soléaire, 42, 44
Muscle sphincter de la pupille, 106
Muscle sphincter de l'urètre, 102

Muscle sphincter externe de l'anus, 78, 96, 98, 102
Muscle splénius de la tête, 42, 44
Muscle splénius du cou, 44
Muscle sterno-cléido-mastoïdien, 42, 44
Muscle sterno-hyoïdien, 42
Muscle sterno-thyroïdien, 42
Muscle stylo-hyoïdien, 74
Muscle subclavier, 138
Muscle supinateur, 44, 126
Muscle supra-épineux, 28, 44
Muscle tenseur du fascia lata, 42
Muscle tenseur du tympan, 110
Muscle thyro-hyoïdien, 42
Muscle tibial antérieur, 38, 40, 42
Muscle tibial postérieur, 40, 42
Muscle transverse profond, 102
Muscle transverse superficiel, 96, 102
Muscle trapèze, 42, 44
Muscle triceps brachial, 30, 42, 44, 136
Muscle urétro-vaginal, 102
Muscle vaste latéral, 42
Muscle vaste médial, 42
Muscles pectinés, 48
Myoépithéliocyte stellaire, 136

N

Nasion, 16
Naso-pharynx, 110
Nerf troisième occipital, 124
Nerf abducens (VI), 118
Nerf abducens, 108
Nerf accessoire (XI), 118, 124
Nerf alvéolaire inférieur, 74
Nerf alvéolaire supéro-postérieure, 74
Nerf ampullaire antérieur, 114
Nerf ampullaire latéral, 114
Nerf ampullaire postérieur, 114
Nerf ampullaire, 114
Nerf auriculaire postérieur, 124
Nerf auriculo-temporal, 74
Nerf axillaire, 124, 128
Nerf brachio-radial, 128
Nerf buccal, 74
Nerf cutané dorsal intermédiaire du pied, 130
Nerf cutané dorsal latéral du pied, 130
Nerf cutané dorsal médial du pied, 130
Nerf cutané fémoral latéral, 124, 130
Nerf cutané latéral de la cuisse, 90
Nerf cutané latéral inférieur du bras, 128

Nerf cutané latéral supérieur du bras, 124, 128
Nerf cutané médial de l'avant-bras, 124, 126, 140
Nerf cutané médial du bras, 124, 126, 140
Nerf cutané postérieur de l'avant-bras, 128
Nerf de l'anconé, 128
Nerf digital dorsal latéral de l'index, 128
Nerf digital dorsal latéral du pouce, 128
Nerf digital dorsal médial du pouce, 128
Nerf digital plantaire
	propre médial de l'hallux, 56
Nerf du muscle pectiné, 130
Nerf facial (VII), 118
Nerf facial, 74, 110, 114, 124
Nerf fémoral, 90, 124, 130
Nerf fibulaire commun, 130
Nerf fibulaire profond, 130
Nerf fibulaire supérieur, 130
Nerf génito-fémoral, 90, 124, 130
Nerf glosso-pharyngien (IX), 118, 124
Nerf grand auriculaire, 124
Nerf grand occipital, 124
Nerf grand splanchnique, 124
Nerf honteux (voir nerf pudendal)
Nerf hypogastrique gauche, 124, 130
Nerf hypoglosse (XII), 118, 124
Nerf ilio-hypogastrique, 90, 124
Nerf ilio-inguinal, 90, 124
Nerf infra-orbitaire, 124
Nerf infratrochléaire, 124
Nerf intercostal, 124, 128
Nerf intermédiaire, 118
Nerf interosseux antérieur, 126
Nerf interosseux postérieur, 128
Nerf ischiatique, 124, 130
Nerf laryngé récurrent, 124
Nerf laryngé supérieur, 124
Nerf lingual, 72, 74
Nerf mandibulaire, 74
Nerf maxillaire, 74
Nerf médian, 56, 124, 126, 140
Nerf mentonnier, 74
Nerf musculo-cutané, 124, 126, 140
Nerf obturateur, 124, 130
Nerf oculo-moteur (III), 108, 118
Nerf ophtalmique, 74
Nerf optique (II) et artère opthalmique, 118
Nerf optique, 104, 108
Nerf périnéal profond, 102
Nerf périnéal superficiel, 102
Nerf petit occipital, 124
Nerf petit splanchnique, 124
Nerf phrénique droit, 46

NERF PHRÉNIQUE GAUCHE

Nerf phrénique gauche, 46
Nerf plantaire latéral, 56, 130
Nerf plantaire médial, 56, 130
Nerf présacral, 124, 130
Nerf pudendal, 124, 130
Nerf radial, 124, 128
Nerf rectal inférieur, 96, 102
Nerf sacculaire inférieur, 114
Nerf sacculaire supérieur, 114
Nerf saphène , 130
Nerf sciatique, 124, 130
Nerf spinal, 118, 124
Nerf splanchnique imus, 124
Nerf subcostal, 90, 124
Nerf suboccipital, 124
Nerf supra-orbitaire, 124
Nerf supra-scapulaire, 124, 128
Nerf thoracique long, 124, 126, 128, 140
Nerf thoraco-brachial, 128, 140
Nerf thoraco-dorsal, 124, 128, 140
Nerf tibial, 130
Nerf transverse du cou, 124
Nerf trijumeau (V), 118
Nerf trochléaire (IV), 118
Nerf ulnaire, 56, 124, 126, 140
Nerf utriculaire, 114
Nerf utriculo-ampullaire, 114
Nerf vague (X), 50, 118, 124
Nerf vestibulo-cochléaire (VIII), 118
Nerf périnéal profond, 96
Nerf périnéal superficiel, 96
Nerfs cardiaques cervicaux
    sup. moyen et inf., 124
Nerfs ciliaires courts, 108
Nerfs crâniens, 108, 114, 118, 124
Nerfs cutanés médiaux de la jambe, 130
Nerfs digitaux dorsaux, 128
Nerfs digitaux palmaires communs, 56, 126
Nerfs digitaux palmaires propres, 56, 126
Nerfs du cœur, 50
Nerfs érecteurs, 124, 130
Nerfs pectoraux, 124, 126
Nerfs phréniques, 124
Nerfs splanchniques pelviens, 124, 130
Nerfs supraclaviculaires, 124
Neurofibres du nerf cochléaire , 112
Neurofibres radiales, 112
Neurofibres spirales, 112
Neurone horizontal, 122
Neurone multiforme, 122
Neurone stellaire, 122
Nœud atrio-ventriculaire (d'Aschoff-Tawara), 50

Nœud buccinateur, 60
Nœud colique droit, 66
Nœud cubital, 60
Nœud épicolique, 66
Nœud intercostal, 60
Nœud latéro-aortique, 60
Nœud latéro-cave, 60
Nœud lombaire intermédiaire, 60
Nœud naso-labial, 60
Nœud para-colique, 66
Nœud préaortique, 60
Nœud sinu-atrial (de Keith-Flack), 50
Nœud subaortique, 60
Nœuds apicaux, 60
Nœuds appendiculaires, 66
Nœuds axillaires centraux, 60
Nœuds axillaires latéraux, 60
Nœuds brachiaux, 60
Nœuds cervicaux superficiels, 60
Nœuds cœliaques, 66
Nœuds coliques, 66
Nœuds gastriques, 66
Nœuds gastro-omentaux, 66
Nœuds iléo-coliques, 66
Nœuds iliaques communs, 60
Nœuds iliaques externes, 60, 64
Nœuds iliaques internes, 60, 64, 66
Nœuds infra-auriculaires, 60
Nœuds inguinaux inférieurs, 60, 64
Nœuds inguinaux latéraux, 60, 64
Nœuds inguinaux médiaux, 60, 64, 66
Nœuds jugulaires latéraux, 60
Nœuds juxta-intestinaux, 66
Nœuds mandibulaires, 60
Nœuds mastoïdiens, 60
Nœuds mésentériques, 66
Nœuds obturateurs, 60, 64
Nœuds occipitaux, 60
Nœuds pancréatico-duodénaux inférieurs, 66
Nœuds pancréatico-duodénaux supérieurs, 66
Nœuds pancréatiques inférieurs, 66
Nœuds pancréatiques supérieurs, 66
Nœuds pararectaux, 66
Nœuds parotidiens, 60
Nœuds phréniques supérieurs, 66
Nœuds poplités profonds, 64
Nœuds poplités superficiels, 64
Nœuds préauriculaires, 60
Nœuds précæcaux, 66
Nœuds prétrachéaux, 60
Nœuds rectaux supérieurs, 66
Nœuds sigmoïdiens, 66

Nœuds spléniques, 66
Nœuds submandibulaires, 60
Nœuds submentaux, 60
Nœuds subparotidiens, 60
Nœuds subscapulaires, 60
Nœuds supra-claviculaires, 60
Noyau caudé, 120
Noyau du corps mamillaire, 120

O

Occipital, 12, 16
Odontoblaste, 74
Œsophage abdominal, 82
Œsophage thoracique, 82
Œsophage, 66, 78, 90
Olécrâne, 12
Olive, 120
Ombilic, 110
Ora serrata, 104, 106
Orbite, 14
Organe spiral, 112
Orifice de l'appendice vermiforme, 80
Orifice externe du col utérin, 98
Orifice iléo-cæcal, 80
Orifice interne du col utérin, 98
Orifice pylorique, 80
Orifice vaginal, 102
Os alvéolaire, 74
Os coxal, 20, 22, 24
Os cunéiforme médial, 10, 40
Os lacrymal, 14, 16
Os nasal, 14, 16
Os naviculaire, 10, 40
Os palatin, 16
Os zygomatique, 10, 12, 14, 16
Ostium abdominal de la trompe, 98
Ostium atrio-ventriculaire droit, 48
Ostium atrio-ventriculaire gauche, 48
Ostium de la veine cave inférieure, 48, 50
Ostium de la veine cave supérieure, 48
Ostium du conduit submandibulaire, 72
Ostium du sinus coronaire, 50
Ostium externe de l'urètre, 96, 100, 102
Ostium pharyngien, 110
Ostium tympanique de la trompe auditive, 110
Ostium utérin de la trompe, 98
Ostiums des conduits sublinguaux, 72
Ostiums des veines pulmonaires droites, 48
Ostiums lactifères, 138

Ouverture piriforme, 14
Ovaire, 90, 98

P

Pacini, voir corpuscule
Pancréas, 66, 78, 82
Papille du derme, 132, 134
Papille du poil, 132, 134
Papille duodénale mineure, 88
Papille duodénoale majeure, 88
Papille mammaire, 136, 138
Papille parotidienne, 72
Papilles circumvallées, 72
Pariétal, 10, 12, 14, 16
Paroöphoron, 98
Partie cartilagineuse, 110
Partie ciliaire de la rétine, 104
Partie cochléaire du nerf
    vestibulo-cochléaire (VIII), 114
Partie contournée du lobule, 92
Partie descendante du duodénum, 88
Partie flaccide du tympan
    (membrane de Schrapnell), 110
Partie horizontale du duodénum, 88
Partie operculaire, 116
Partie optique de la rétine, 104, 106
Partie orbitaire de la glande lacrymale, 106
Partie orbitaire du frontal, 18
Partie orbitaire du muscle orbiculaire
    des paupières, 106
Partie osseuse de la trompe auditive, 110
Partie palpébrale de la glande lacrymale, 106
Partie palpébrale du muscle orbiculaire
    des paupières, 106
Partie pylorique, 82
Partie radiée du lobule, 92
Partie squameuse du temporal, 16
Partie supérieure du duodénum, 82
Partie tendue du tympan, 110
Partie triangulaire, 116
Partie vasculaire, 112
Partie vestibulaire du nerf
    vestibulo-cochléaire (VIII), 114
Patella, 10
Peau, 94
Pelvis rénal, 90
Pénis, 96
Péricarde, 46, 68, 82
Péricrâne, 122
Périnée anal, 96, 100
Périnée uro-génital, 96, 100

PÉRIODONTE

Périodonte, 74
Petit cercle artériel de l'iris, 104
Petit neurone pyramidal, 122
Petit omentum, 82
Petit trochanter, 10, 12
Petite aile du sphénoïde, 18
Petite courbure, 80
Petite lèvre, 98, 100
Petite veine cardiaque, 50
Phalange distale, 10
Phalange moyenne, 10
Phalange proximale, 10
Pharynx, 78
Pie-mère, 122
Pilier du pénis, 96
Pisiforme, 10, 12
Platysma, 72
Plèvre costale, 68
Plèvre diaphragmatique, 68
Plèvre droite, 46
Plèvre gauche, 46
Plèvre médiastinale, 68
Plèvre pariétale, 138
Plexus basilaire, 58
Plexus cardiaque, 50, 124
Plexus carotidien (sympathique), 108
Plexus choroïde du IVe ventricule, 120
Plexus dentaire, 74
Plexus hypogastrique supérieur, 124, 130
Plexus intermésentérique, 124
Plexus parotidien, 124
Plexus ptérygoïdien, 58
Plexus veineux suboccipital, 58
Pli de l'uretère, 98
Pli du ligament suspenseur de l'ovaire, 98
Pli gastro-pancréatique, 82
Pli hépato-pancréatique, 82
Pli lacrymal, 106
Pli malléaire antérieur, 110
Pli malléaire postérieur, 110
Pli ombilical latéral, 94
Pli ombilical médial, 94
Pli ombilical médian, 94
Pli recto-utérin, 98
Pli vésical transverse, 94
Plis synoviaux, 28
Plis tubaires, 98
Podocyte, 92
Poils axillaires, 134
Poils du pubis, 134
Poils du tragus, 134
Point lacrymal, 106

Pore sudorifère, 132, 134
Portion utérine de la trompe, 98
Poumon droit, 46
Poumon gauche, 46
Précunéus, 116
Prédentine, 74
Prémolaire, 76
Prépuce, 96, 100
Procès ciliaire, 106
Processus accessoire de la vertèbre lombaire, 26
Processus antérieur du malléus, 110
Processus articulaire inférieur, 26
Processus articulaire supérieur, 26
Processus axillaire du sein, 136
Processus caudé, 84
Processus clinoïde antérieur, 18
Processus clinoïde postérieur, 18
Processus cochléariforme, 110
Processus coracoïde, 10
Processus costiforme, 22, 26
Processus épineux, 22, 26
Processus latéral du malléus, 110
Processus lenticulaire, 110
Processus mamillaire, 26
Processus mastoïde, 16, 18
Processus orbitaire, 14
Processus papillaire, 84
Processus Ptérygoïde, 16
Processus styloïde médial, 12
Processus styloïde, 16, 18, 110
Processus syloïde latéral, 12
Processus transverse, 12, 22
Processus unciné du pancréas, 88
Processus xiphoïde, 10, 24
Proéminence du canal semi-circulaire latéral, 110
Proéminence malléaire, 110
Promontoire, 20, 110
Prostate, 94
Protubérance mentonnière, 14
Protubérance occipitale externe, 18
Ptérion, 16
Pubis, 10
Pupille, 104
Putamen, 120
Pyramide rénale, 90, 92

Q

Quatrième ventricule, 120
Queue de l'épididyme, 94

Queue du noyau caudé, 120
Queue du pancréas, 88

R

Racine clinique, 74
Racine de la dent, 74
Racine du pénis, 96
Racine du poil, 132, 134
Racine inférieure de l'anse cervicale, 124
Racine supérieure de l'anse cervicale, 124
Radiations optiques, 108
Radius, 10, 12, 32
Rameau atrial droit antérieur, 50
Rameau atrial gauche antérieur, 50
Rameau atrial intermédiaire droit, 50
Rameau atrial intermédiaire gauche, 50
Rameau auriculaire postérieur, 74
Rameau carpien palmaire, 56
Rameau cervical, 124
Rameau ciliaire postérieur, 104
Rameau circonflexe de l'artère
    coronaire gauche, 48, 50
Rameau communicant ulnaire, 128
Rameau crico-thyroïdien, 58
Rameau cutané fémoral antérieur, 130
Rameau cutané fémoral médial, 130
Rameau cutané sural latéral, 130
Rameau cutané, 130
Rameau d'une veine hépatique, 84
Rameau de la veine porte, 84
Rameau dorsal du n. ulnaire, 128
Rameau du nerf facial, 72
Rameau du nœud atrio-ventriculaire, 50
Rameau du nœud sinu-atrial, 50
Rameau fovéolaire, 34
Rameau infrapatellaire, 130
Rameau infundibulaire droit, 50
Rameau infundibulaire gauche, 50
Rameau interventriculaire antérieur, 50
Rameau interventriculaire postérieur, 50
Rameau mammaire, 140
Rameau marginal de la mandibule, 124
Rameau marginal droit, 50
Rameau marginal gauche, 50
Rameau palmaire profond, 52, 56
Rameau palmaire superficiel, 52, 56
Rameau pectoral, 140
Rameau périnéal du nerf cutané postérieur
    de la cuisse, 96, 102

Rameau postérieur, 130
Rameau profond du nerf ulnaire, 126
Rameau scrotal postérieur, 96
Rameau superficiel du nerf ulnaire, 126
Rameau temporal, 124
Rameau urétérique, 90
Rameau zygomatique, 124
Rameaux auriculaires droits, 50
Rameaux dentaires, 74
Rameaux mammaires latéraux, 140
Rameaux mammaires médiaux, 140
Rameaux musculaires, 130
Rameaux septaux interventriculaires, 50
Rampe tympanique, 112
Rampe vestibulaire, 112
Raphé du palais dur, 72
Raphé palpébral latéral, 106
Raphé palpébral médial, 106
Raphée du scrotum, 96
Rate, 66, 78, 82
Rayons du cristallin, 106
Récessus costo-diaphragmatique
    gauche, 68
Récessus infundibulaire, 120
Récessus latéral, 120
Récessus optique, 120
Récessus phrénico-médiastinal, 68
Récessus pinéal, 120
Récessus supra-pinéal, 120
Rectum, 66, 78, 90, 94, 98
Rein, 82, 90
Réseau capillaire glomérulaire, 92
Réseau capillaire péri-tubulaire, 92
Réseau sous-papillaire, 132, 134
Réseau vasculaire dermique, 132, 134
Réseau veineux dorsal, 64
Réseau veineux palmaire superficiel, 62
Réseau veineux unguéal, 64
Rétinaculum caudal, 94, 98
Rétinaculum des extenseurs, 44
Rétinaculum des fléchisseurs, 44
Rétinaculum fibulaire inférieur, 38
Rétinaculum fibulaire supérieur, 38
Rétinaculum inférieur des extenseurs, 42
Rétinaculum patellaire latéral
    (Faisceaux longitudinal et transversal), 36
Rétinaculum patellaire médial
    (Faisceaux longitudinal et transversal), 36
Rétinaculum supérieur des extenseurs, 42
Rétine nasale, 108
Rétine temporale, 108
Rufini, voir corpuscule

SAC CONJONCTIVAL

S

Sac conjonctival, 106
Sac endolymphatique, 114
Sac lacrymal, 106
Saccule alvéolaire, 70
Saccule, 114
Sacrum, 10, 24
Scaphoïde, 10, 12, 32
Scapula, 10
Schrapnell, voir partie flaccide du tympan
Scissure horizontale droite, 68
Scissure oblique droite, 68
Scissure oblique gauche, 68
Sclère, 104, 106
Scrotum, 94, 96
Segment antérieur (S III), 68
Segment antéro inférieur, 86, 90
Segment antéro-supérieur, 86, 90
Segment apical (S I), 68
Segment apical (S VI), 68
Segment basal antérieur (S VIII), 68
Segment basal latéral (S IX), 68
Segment basal médial (S VII), 68
Segment basal postérieur (S X), 68
Segment cardiaque (SVII), 68
Segment inférieur, 90
Segment latéral (S IV), 68
Segment latéro-inférieur, 86
Segment latéro-supérieur, 86
Segment lingulaire inférieur (S V), 68
Segment lingulaire supérieur (S IV), 68
Segment médial (S V), 68
Segment médio-inférieur, 86
Segment médio-supérieur, 86
Segment postérieur (S II), 68
Segment postérieur, 90
Segment postéro-inférieur, 86
Segment postéro-supérieur, 86
Segment supérieur (SVI), 68, 90
Sein accessoire axillaire, 138
Sein accessoire pubien, 138
Selle turcique, 18
Septum du scrotum, 96
Septum interventriculaire, 50
Septum orbitaire, 106, 108
Septum pellucide, 116
Septum recto-vésical, 94
Septums interlobulaires, 136
Séreuse, 80
Sillon calcarin, 108, 116

Sillon carotidien, 18
Sillon central, 116
Sillon de l'artère vertébrale, 26
Sillon du cingulum, 116
Sillon du corps calleux, 116
Sillon du n. spinal, 26
Sillon du sinus sigmoïde, 18
Sillon du sinus transverse, 18
Sillon frontal inférieur, 116
Sillon frontal supérieur, 116
Sillon génito-fémoral, 100
Sillon gingival, 74
Sillon infra-mammaire, 138
Sillon intra-pariétal, 116
Sillon latéral, 116, 120
Sillon médian de la langue, 72
Sillon pariéto-occipital, 116
Sillon post-central, 116
Sillon pré-central, 116
Sillon préchiasmatique, 18
Sillon rhinal, 116
Sillon spiral extérieur, 112
Sillon spiral interne, 112
Sillon sub-pariétal, 116
Sillon supra-mammaire, 138
Sillon temporal inférieur, 116
Sillon temporal supérieur, 116
Sillon vestibulaire, 100
Sinus caverneux, 58
Sinus coronaire, 48, 50
Sinus droit, 58
Sinus lactifère, 138
Sinus lymphatique, 62
Sinus maxillaire, 106
Sinus occipital, 58
Sinus pétreux inférieur, 58
Sinus pétreux supérieur, 58
Sinus sagittal inférieur, 58
Sinus sagittal supérieur, 58, 122
Sinus transverse, 58
Sinus veineux de la sclère, 104
Sourcils, 134
Sous-muqueuse, 80
Sphénoïde, 10
Sphincter de l'urètre, 88, 94
Sphincter externe de l'anus, 94
Sphincter pylorique, 80
Stades mammaires, 142
Stapès, 110
Statoconies, 114
Stéréocils, 114
Sternum, 10, 68

Stratum, voir couche
Strie malléaire, 110
Strie vasculaire, 112
Stries olfactives médiale et latérale, 118
Substance blanche, 122
Substance grise, 122
Substance perforée antérieure, 118
Surface articulaire postérieure, 26
Surface articulaire supérieure, 26
Surface fémorale, 36
Surface patellaire, 10, 36
Surface semi-lunaire de l'acétabulum, 34
Surrénale, 82
Suture palatine médiane, 16, 18
Suture palatine transverse, 16, 18
Suture sagittale, 16
Symphyse pubienne, 10
Synchondrose sterno-costale, 28

T

Talus, 10
Tarse inférieur, 106, 108
Tarse supérieur, 106, 108
Tarse supérieure et glandes tarsales, 106
Tawara, voir nœud atrio-ventriculaire
Temporal, 10, 12, 14
Tendon calcanéen, 38, 40, 42, 44
Tendon patellaire, 36
Ténia du côlon, 80
Terminaison nerveuse libre, 132, 134
Testicule, 94, 96
Tête de l'épididyme, 94
Tête de la fibula, 10, 12
Tête du fémur, 10
Tête du malléus, 110
Tête du pancréas, 88
Tête du radius, 10
Tête fémorale, 12
Tête humérale, 10
Thalamus, 120
Thébésius, voir valvule du sinus coronaire
Tibia, 10, 12
Tige du poil, 132, 134
Tissu conjonctif, 84
Toile sous-cutanée, 132, 134
Tonsille palatine, 72
Trabécule, 62
Trachée, 70, 78
Tractus cortico-spinal, 120

Tractus ilio-tibial, 42, 44
Tractus internodal antérieur accessoire, 50
Tractus internodal antérieur, 50
Tractus internodal intermédiaire, 50
Tractus internodal postérieur, 50
Tractus olfactif (I), 118
Tractus optique, 108, 120
Tragus, 24, 110
Trapèze, 10, 12, 32
Trapézoïde, 10, 12, 32
Triangle lumineux, 110
Trigone fibreux gauche, 48
Trigone vaginal, 98
Triquétrum, 10, 12, 32
Trochée du m. oblique supérieur, 108
Trochlée humérale, 10
Troisième ventricule, 120
Trompe auditive, 110
Trompe utérine, 90, 98
Tronc brachio-céphalique, 58
Tronc cœliaque, 52, 78, 90
Tronc inférieur du plexus brachéal, 124, 128
Tronc moyen du plexus brachial, 124, 128
Tronc pulmonaire, 70
Tronc supérieur du plexus brachial, 124, 128
Tronc sympathique thoracique, 50
Tronc thyro-cervical, 58
Troncs brachio-céphaliques, 140
Troncs intestinaux, 60
Tubercule antérieur, 26
Tubercule carotidien, 24
Tubercule de l'auricule (de Darwin), 110
Tubercule de la dent, 74
Tubercule de la selle, 18
Tubercule du pubis, 96
Tubercule majeur, 10, 12
Tubercule mentonnier, 14
Tubercule mineur, 10
Tubercule occipital interne, 18
Tubercule omental, 84
Tubercule pharyngien, 18
Tubercule postérieur, 26
Tubercule supratragique, 110
Tubérosité du radius, 10
Tubérosité du tibia, 10
Tubérosité glutéale, 12
Tubérosité ischiatique, 12, 96
Tubérosité occipitale externe, 16
Tubule collecteur, 92
Tubule contourné distal, 92
Tubule contourné proximal, 92
Tubule droit distal, 92

TUBULE DROIT PROXIMAL

Tubule droit proximal, 92
Tubules de la dentine, 74
Tunique adventicielle, 70
Tunnel externe, 112
Tunnel interne, 112
Tunnel moyen, 112
Tympan, 110

U

Ulna, 10, 12, 32
Uncus du corps, 26
Uncus, 116
Uretère, 90, 94, 98, 102
Utérus, 90
Utricule, 114
Uvule palatine, 72

V

Vagin, 98
Vaginale du testicule, 94
Vaisseaux du testicule, 94
Vallum, 134
Valvule de la veine cave inférieure
    (d'Eustache), 48
Valvule du foramen ovale, 48
Valvule du sinus coronaire (de Thébésius), 48
Valvule semi-lunaire antérieure, 48
Valvule semi-lunaire postérieure, 48
Valvules semi-lunaires de l'artère pulmonaire, 48
Valvules semi-lunaires droites, 48
Valvules semi-lunaires gauches, 48
Vater, voir corpuscule
Veine acromiale, 60
Veine angulaire, 58, 60
Veine auriculaire postérieure, 58, 60
Veine axillaire, 52, 60, 62
Veine azygos, 60, 66, 82
Veine basale, 58
Veine basilique intermédiaire, 62
Veine basilique, 62
Veine brachio-céphalique droite, 46
Veine brachio-céphalique gauche, 46
Veine caudée longitudinale, 58
Veine cave
    inférieure, 50, 52, 60, 66, 82, 84, 86, 90
Veine cave supérieure, 46, 46, 50, 60, 86

Veine centrale du foie, 84
Veine centrale de la rétine, 104
Veine céphalique intermédiaire, 62
Veine céphalique, 62, 140
Veine cervicale accessoire, 58, 60
Veine cervicale médiane, 58
Veine cervicale profonde, 58
Veine choroïdienne, 58
Veine circonflexe iliaque profonde, 60, 64
Veine circonflexe iliaque superficielle, 60, 64
Veine colique droite, 66
Veine corticale profonde, 92
Veine dorsale de la scapula, 60, 62
Veine dorsale profonde du pénis, 94
Veine dorsale superficielle du pénis, 60, 64
Veine émissaire, 58, 122
Veine épigastrique inférieure, 60, 64
Veine faciale, 58, 60
Veine fémorale, 60, 64
Veine gastrique droite, 66
Veine gastrique gauche, 66
Veine grande saphène, 60, 64
Veine hémi-azygos accessoire, 60
Veine hémi-azygos, 60
Veine hépatique droite, 86
Veine hépatique gauche, 86
Veine hépatique moyenne, 86
Veine hépatique, 90
Veine iléo-colique, 66
Veine iliaque commune, 60, 64, 94
Veine iliaque interne, 60, 64
Veine intercostale supérieure, 60
Veine interlobaire, 92
Veine interlobulaire, 84, 92
Veine intermédiaire de l'avant-bras, 62
Veine intermédiaire du coude, 62
Veine jugulaire antérieure, 60
Veine jugulaire externe, 58, 60, 140
Veine jugulaire interne, 46, 58, 110
Veine jugulaire postérieure, 58, 60
Veine labiale inférieure, 58
Veine labiale supérieure, 58
Veine lacrymale, 58
Veine linguale, 58
Veine lombaire ascendante, 60
Veine lymphatique, 84
Veine marginale latérale, 64
Veine marginale médiale, 64
Veine mésentérique inférieure, 66
Veine mésentérique supérieure, 66, 88
Veine moyenne du cœur, 50
Veine oblique de l'atrium, 50

Veine occipitale, 58, 60
Veine pancréatico-duodénale postérieure, 66
Veine pancréotico-duodénale antérieure, 66
Veine péricardiaco-phrénique droit, 60
Veine petite saphène, 64
Veine poplitée, 54
Veine porte, 66, 84, 86
Veine postérieure du ventricule gauche, 50
Veine profonde de la face, 58
Veine pulmonaire inférieure droite, 70
Veine pulmonaire inférieure gauche, 48, 70
Veine pulmonaire supérieure droite, 70
Veine pulmonaire supérieure gauche, 48, 70
Veine pulmonaire, 50
Veine rectale inférieure, 66, 102
Veine rectale moyenne, 66
Veine rectale supérieure, 66
Veine rénale, 60, 90
Veine rétro-mandibulaire, 58
Veine sacrale latérale, 60, 64
Veine sacrale médiane, 60, 64
Veine saphène latérale accessoire, 60, 64
Veine saphène médiale accessoire, 60, 64
Veine septale antérieure, 58
Veine septale postérieure, 58
Veine sigmoïde supérieure, 66
Veine sinusoïde, 84
Veine splénique, 66
Veine subclavière, 60
Veine sublinguale, 58
Veine sublobulaire , 84
Veine submentale, 58
Veine supra-orbitaire, 60
Veine supra-scapulaire, 60
Veine supra-trochléaire, 58
Veine temporale superficielle, 60
Veine testiculaire gauche, 60
Veine thalamo-striée, 58
Veine thoracique interne, 60, 140
Veine thoracique latérale, 140
Veine thoracique supérieure, 140
Veine thyroïdienne supérieure, 58
Veine transverse du cou, 60
Veine vermienne supérieure, 58
Veine vorticineuse, 104
Veines arquées, 92
Veines brachiales, 60, 62
Veines cardiaques antérieures, 50
Veines cérébrales internes, 58
Veines ciliaires, 104

Veines digitales dorsales, 64
Veines gastro-omentales, 66
Veines hépatiques, 66
Veines honteuses externes, 60, 64
Veines honteuses internes, 66, 96
Veines iléales, 66
Veines intercapitales, 64
Veines jéjunales, 66
Veines maxillaires, 58
Veines métatarsiennes dorsales, 64
Veines nasales externes, 58
Veines ophtalmiques supérieure
        et inférieure, 58
Veines ovariques, 90, 98
Veines périnéales profondes, 96, 102
Veines périnéales superficielles, 96, 102
Veines pudendales externes, 60, 64
Veines pudendales internes, 66, 96
Veines subscapulaires, 140
Veines tibiales postérieures, 54
Veinule intra-lobulaire, 92
Veinule pulmonaire, 70
Veinule, 136
Veinules droites, 92
Veinules étoilées, 92
Ventricule latéral, 108, 120
Vertèbre cervicale, 10, 12
Vertèbre lombaire, 10, 24
Vertèbre proéminente, 12, 20, 24
Vertèbre thoracique, 10, 24
Vertex, 16, 24
Vésicule biliaire, 66, 78, 82, 84, 86
Vésicule séminale, 94
Vessie, 90, 94, 98
Vestibule oral, 72, 74
Vestibule de l'oreille interne, 110, 112
Vestibule du vagin, 100
Vestiges du thymus, 68
Vibrisses, 134
Vitrée, 134
Vomer, 14, 16, 18

Z

Zone externe du cortex rénal, 92
Zone interne du cortex rénal, 92
Zone orbiculaire, 34
Zonule ciliaire, 104